# 新型コロナ　７つの謎

## 最新免疫学からわかった病原体の正体

宮坂昌之　著

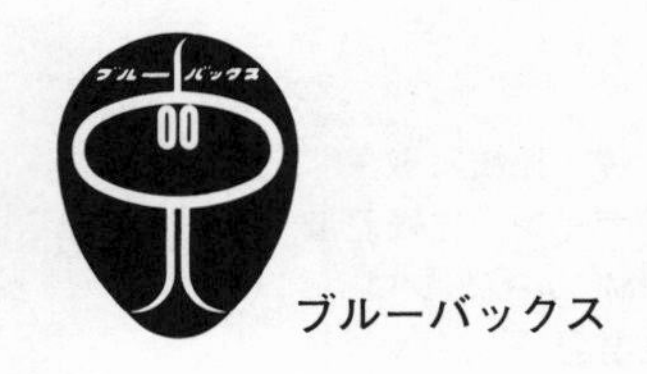


ブルーバックス

カバー装幀／芦澤泰偉・児崎雅淑
目次・章扉・本文デザイン／児崎雅淑
章扉写真／ NIAID-RML/AP/アフロ
本文図版／さくら工芸社

# プロローグ

新型コロナウイルス感染のニュースが日本に入ってきたのは2020年1月。それからわずか半年の間に、新型コロナウイルス感染症（COVID-19）はパンデミック（世界的大流行）となり、世界各地で感染者と死者が激増しました。2021年2月上旬には全世界の感染者数は1億人を突破し、死者も230万人を超えました。現在でも世界の多くの地域で感染がさらに広がりつつあり、果たしていつ終息が望めるのか、見通しが立たない状態です。

幸い日本では、二度にわたる感染拡大があったものの、欧米に比べると、感染者数、死者数とも低い水準にとどまっています。しかし、世界各地で感染拡大が続いていることを鑑みると、このまま終息に向かうとは考えにくく、おそらく第三波も第四波もいずれ来るでしょう。これに対して、COVID-19に対する特効薬やワクチンの開発が進みつつありますが、実際に使えるようになるのはかなり先になりそうです。どうも、われわれはCOVID-19という病気とは当分の間、お付き合いをする必要がありそうです。

日本では、新型ウイルスに対する過剰な恐怖心が蔓延しています。感染拡大の第一波に見舞われた際には、新聞、テレビ、週刊誌のほぼすべてがコロナのニュースで持ち切りになりました。特にワイドショーはこぞって、コロナ特集を放映し、「怖いですよ、今後広がりますよ」と恐怖を煽り立てる「専門家」の話が毎日、毎日、繰り返し流されました。一方で、「新型コロナはただの風邪。恐るるに足りず」と決めつけ、マスク着用や「三密回避」を過剰反応と断じる楽観論も広がっています。

随筆家の寺田寅彦は、「ものをこわがらな過ぎたり、こわがり過ぎたりするのはやさしいが、正当にこわがることはなかなかむつかしい」と書いています。世の中では、これを引用して「正しく恐れる」ことが大事などと言われますが、私はもう少しポジティブに考えています。私は、まずはウイルスや病気に対しては「正しく理解する」ことが必要で、そうすればむやみにこわがることはないはず、と考えています。言い方が違うだけと思われるかもしれませんが、ウイルスの弱点を知れば、病気に対してもこわがらずに済むはずです。経済対策を立てる際にも同様です。まずは「敵を正しく知ること」です。それが敵に勝つために大事です。

免疫学者である筆者は、このような問題意識から、COVID-19という病気とその病原体である新型コロナウイルスを理解するために必要な科学ならびに医学情報を収集し、分析してみました。現在、世界中の科学者や医学者が新型ウイルスについての研究を進めており、いろいろな論文が発表されています。ただし、その内容は玉石混淆です。また、専門家がマスコミを介して発する情報のなかにも科学的なエビデンスが著しく不足しているものも少なくありません。

こうした怪しげな情報に踊らされると、感染リスクを高める行動をとることにつながり、さらには無用なストレスに苛まれることにもなりかねません。このようなことを未然に防ぐには、まずは、ウイルスやその感染症に関して正しい情報を得て「健康リテラシー」を上げ、感染リスクを軽減するための合理的方法をとることが必要です。そこで本書では、科学および医学的に信頼できる文献をリサーチしたうえで、最新の免疫学と感染症学の知見に基づき、新型コロナウイルスとCOVID-19にまつわる7つの疑問に対する現時点の回答を用意しました。

このウイルスは過去にパンデミックを引き起こしたインフルエンザウイルスとは明らかに違う性質を持っており、その全貌はまだ明らかではありません。しかし、人類の叡智を結集した成果が徐々に集まりつつあり、その正体と攻略法が徐々にわかりつつあります。私は、いつまでもCOVID-19にやられっぱなしということはなく必ずこの病気を克服できるようになると考えています。

21世紀初のパンデミックを引き起こした強敵にわれわれはどう立ち向かったらいいのか、正面から取り組んでみたいと思います。

宮坂昌之

## 第3章 免疫 vs. ウイルス なぜかくも症状に個人差があるのか 

## 第4章 なぜ獲得免疫のない日本人が感染を免れたのか 119

## 第5章 集団免疫でパンデミックを収束させることはできるのか 151



## 第6章 免疫の暴走はなぜ起きるのか 175

## 第7章 有効なワクチンを短期間に開発できるのか 209

第1章

# 風邪ウイルスがなぜパンデミックを引き起こしたのか

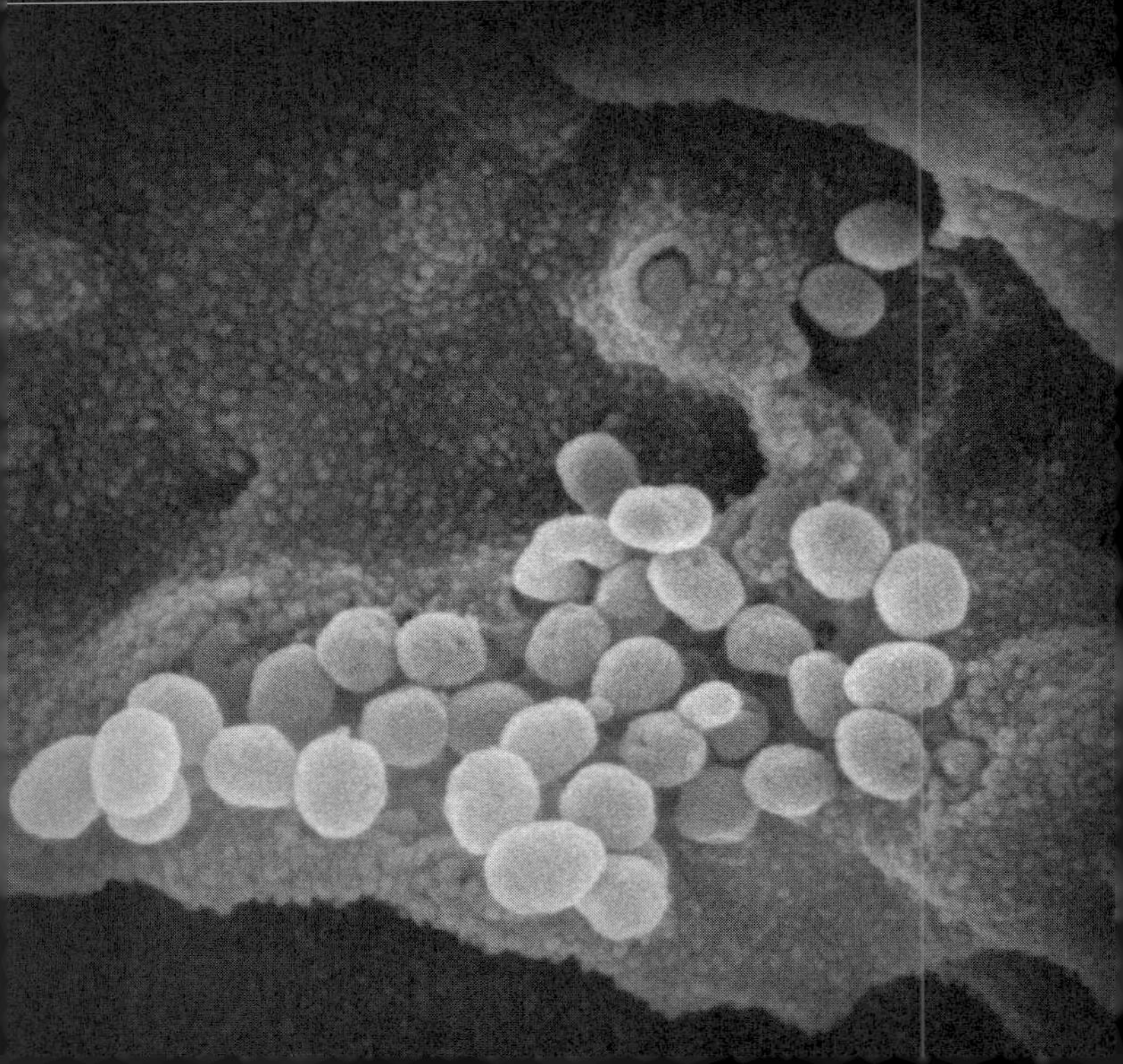

「ウイルスは生物か？　それとも非生物か？」という議論があります。後でも述べるように、ウイルスは宿主に寄生する形で自己複製を行い、その存在を確立します。つまり、宿主がいないと存在しえないので生物と言い難いところがあるのですが、一方、宿主を介して複製を重ねることにより「生き延びていく」ので、ウイルスは便宜的には「生物」と言っていいでしょう。したがって、この本の中では、しばしば、ウイルスを生きているかのように表現しています。ただし、ウイルスに「意思」はありません。冬になるとコロナウイルスが「元気づく」とか、インフルエンザウイルスは「紫外線が大嫌い」などというのは、実はおかしな言い方なのです。あくまで人間にとって「そのように振る舞っているかのように見える」ことをお忘れなく。

ウイルスは何十億年も前から生物とともに生き、進化してきました。多くの人にとっては、ウイルスすなわち病原体、という理解かもしれませんが、実は、この世の中に途方もない数のウイルスが存在して、そのほとんどは無害です。

世の中に存在するウイルスの種類は1億以上と言われ、外界のいたるところにウイルスが存在します。たとえば、湖や川の水の中には1ミリリットル当たり億（$10^8$）の単位のウイルスがいます。海水の中でも百万（$10^6$）から一千万（$10^7$）の単位のウイルスが存在し、海洋全体ではなんと$10^{30}$個というとんでもない数のウイルス粒子が存在します。※1※2



※は、参考文献の参照番号。各章の参考文献は章末の註の後に記載

つまり、われわれの身の回りには、人畜に無害なウイルスが多数存在していて、実は病原性を持つような「負」の影響を与えるようなものはほんの一部であり、多くのものはわれわれ人間や環境に「正」の影響を与えている可能性すらあります。ウイルス学の泰斗、山内一也氏の『新版ウイルスと人間』[※3]（岩波書店）によると、2020年3月の段階で国際ウイルス分類委員会のリストには6590種のウイルスが記載されているそうです。また、アメリカ・コロンビア大学のサイモン・アンソニー氏の解析によると、哺乳類には少なくとも32万の未知のウイルスが潜んでいる可能性があるそうです。[※4]前掲の山内一也氏は彼の著書『ウイルスの意味論』[※5]（みすず書房）のなかで「われわれはウイルスに囲まれ、ウイルスとともに生きている」と表現しています。

一方、われわれの間で問題になるウイルスの多くは、病原性を持つものです。はじめは病原性を持っていなかったものが、進化の過程で突然変異を起こし、野生の動物からヒトへとうつるようになり、そのなかで病気を起こす能力を獲得してきたと考えられます。しかし、あまりに病原性が強いと宿主を殺してしまうので、その存在を維持することができません。病原性が強からず弱からずというウイルスが、宿主とともに生き延びることになります。

## 1-1 パンデミックとは――エンデミック、エピデミックとの違い

感染症には、「新興感染症」といって、昔はなかったけれどあらたに出現してきたものや、「再興感染症」といって、前からあったものが急に増えてくるものなどがあります。ウイルスが原因となる新興感染症の代表は、エイズやエボラ出血熱であり、この本の主題である新型コロナウイルス感染症もそうです。一方、ウイルスによる再興感染症としてよく知られているのは、デング熱、狂犬病、日本脳炎などです。その多くは、動物由来のウイルス感染症です。結核やマラリアも世界規模で大問題になっている再興感染症ですが、前者は細菌、後者は寄生虫を原因とする感染症で、ウイルスが原因ではありません。

どうして今まで見られなかったウイルス感染症が出現してくるかというと、一つにはウイルスの変異が大きく関わっています。ウイルスが変異をして、特定の宿主や地域、環境で増えやすいような性質を獲得することがあるのです。それとともに、人口増加に伴う環境の変化と破壊、公衆衛生の破綻や、大規模な人と物の移動、など、さまざまなウイルス以外の要因があります。いずれの場合も、ウイルスと人との接触を増やし、それとともに変異により病原性を強めたウイル

| | 広がりの程度 | 特徴 | 例 |
|---|---|---|---|
| エンデミック | 特定の地域で限定的に流行 | 通常はヒトからヒトへと感染 | 季節性インフルエンザ |
| エピデミック | 特定の社会、共同体で広がる。国を超えることもある | 通常の予測の範囲を超えて短期間に拡大、一時的 | SARS、MERS |
| パンデミック | 複数の国や大陸を超えて拡散、世界的流行 | 動物ウイルスを起源とすることが多い | スペイン風邪 |

表1-1　用語の説明（エンデミック、エピデミック、パンデミック）

スが広がっていくというパターンです。

次に、このような感染症の広がりを示す用語について説明しましょう（表1-1）。感染症の広がりは、その流行の程度によって異なる言葉で表現されます。まず、特定の地域で限定的に流行するのがエンデミック（地域流行）です。患者数もその広がりも限られている流行です。毎年起こる季節性インフルエンザの多くはこれに相当します。ちなみに「——デミック」というのは、ギリシャ語の「dēmos」すなわち「人々」が語源で、現在では人々の間に広がる病気のことを指します。

これがもう少し広がって、特定の社会、共同体で短期間に予測を超えた感染の流行が起こっている状態がエピデミック（流行）です。そのような感染の急激な発生をアウトブレイク（集団発生）といいます。エピデミックは、ときには、突然、国や地域を超えて感染が広がることもあります。ただし、その広がりは一時的です。後で述べるＳＡＲＳ（重症急性呼吸器症候群）やＭＥＲＳ（中東呼吸器症候群）はこの例です。エピデミックからパンデミックになりかけたところで感染が止まりました。

これに対して、流行が国や大陸を超えて世界的に大きく広がったものがパンデミック（世界的大流行：パンはすべてという意味です）です。その典型例が１９１８年に起こったスペイン風邪です。世界の約3分の1の人が感染し、約５０００万人の死者が出ました。鳥インフルエンザウイルス由来のインフルエンザウイルスＨ１Ｎ１型が病原体でした。パンデミックを起こす病原体は、動物からヒトに、さらにヒトからヒトに感染するような変異をした、ヒトが経験したことのない新しいものです。このために、われわれのからだの免疫系がすばやく反応を起こすことができず、特に最初の感染をうまく防げないことがしばしばです。その間に感染が広がり、病原性の高い病原体の場合には重篤な結果をもたらすのです。

## 1-2 パンデミックの歴史

感染症は、歴史上、人類を大いに脅かしてきた存在です。特にペストや天然痘は、われわれの生存にとって非常に大きな脅威でした。ペストはネズミ由来のペスト菌という細菌による感染症で、歴史上、何度も凄まじい流行を繰り返しています。くわしくは『人類と感染症の歴史』[※6]（加藤茂孝、丸善出版）に譲りますが、これはウイルス感染症である天然痘でも同様で、大変なパンデミックが何度も起こっています。

天然痘は、現在では根絶され、見ることはありません。人類が根絶した唯一の「ヒトの感染症」です。その歴史は古く、紀元前のエジプトのミイラには天然痘の痕跡が残っているものがあるそうです。日本でも奈良時代に天然痘がかなり流行して、天平（てんぴょう）の疫病大流行とよばれ、当時国政を担っていた藤原四兄弟（藤原不比等の四人の息子たち）を含む１００万人以上が亡くなりました。当時の日本の総人口は５００万人程度[※7]とされているので、これはすごい数です。

さらに、15世紀には、コロンブスのアメリカ上陸以後、ヨーロッパ人の移住とともに先住民族の間で天然痘が流行し、多くの人たちが亡くなりました。メキシコ中央部で１４００年代から１５００年代にかけて栄えたアステカ帝国も、同じ頃に南米ペルー、ボリビアあたりで栄えたインカ帝国も、いずれも、外部から持ち込まれた天然痘が大流行して、栄華を極めた帝国の滅亡の原因の一つとなったと言われています。幸い、その後、１７００年代後半にイギリスのエドワー

| 発生年 | 名称 | 病原体 | 推定死亡率 | 推定死者数 |
|---|---|---|---|---|
| 1918 | スペイン風邪 | インフルエンザ H1N1 | 2〜3% | 5,000 万人 |
| 1957 | アジア風邪 | インフルエンザ H2N2 | <0.2% | 110 万人 |
| 1963 | 香港風邪 | インフルエンザ H3N2 | <0.2% | 100 万人 |
| 2003 | SARS | SARS-CoV | 9〜16% | 〜1,700 人 |
| 2009 | 新型インフルエンザ（パンデミック 2009） | インフルエンザ H1N1 pdm09 | 0.2〜4% | 58 万人 |
| 2012 | MERS | MERS-CoV | 30〜40% | 〜900 人 |
| 2019 | 新型コロナウイルス感染（COVID-19） | SARS-CoV-2 | 〜3% | 〜110 万人 |

表1-2　20世紀以降に起きた主なパンデミックとエピデミック

ド・ジェンナーが種痘法を開発したために、天然痘の発症を人為的に抑制できるようになり、天然痘の感染者は激減し、ついに1980年、WHO（世界保健機関）は天然痘撲滅を宣言しました。

20世紀になっても、大きなパンデミックが何度かありました。**表1-2**にこれまでにはっきりと記載が残っているパンデミックの一覧を示しました。

そのうち、もっとも有名なのが、先に述べたスペイン風邪でしょう。インフルエンザウイルスのH1N1型の流行が世界中に広がったもので、1918年から1921年までの間に3回の大きな流行があり、5000万を超える人々の命が奪われました。この病気が最初に流行したのは、当時、第一次世界大戦に参加していたドイツ、フランス、イギリス、アメリカ合衆国などの国々だったのですが、これらの国は戦時中ということで感染の流行を隠していたのです。ところが、たまたま中立国だったスペインでの流行が広く報じられたために、スペイン風邪という名前が付いてしまいました。つまり、発祥の地はスペインではなかったのに、この名前が付けられてしまったのです。この病気は、欧米だけではなく、日本にも感染が及んで、国内だけで約30万人が亡くなりました。

その後、別のタイプのインフルエンザウイルスにより、アジア風邪（１９５７年：インフルエンザＨ２Ｎ２）、香港風邪（１９６３年：インフルエンザＨ３Ｎ２）という2回のパンデミックがありました。いずれも世界中で約１００万人が亡くなりました。

そこから40年後の２００２年11月に突如出現したのが、重症急性呼吸器症候群（severe acute respiratory syndrome）、すなわちＳＡＲＳでした。コロナウイルスの一種であるSARS-CoVによるもので、コウモリのウイルスがヒトに感染するようになって新たに出現した病気、すなわち新興感染症です。呼吸器感染が急激に悪化して重症の肺炎となり、勃発当初は致死率が1割程度と、これまでのパンデミックよりもずっと高く、世界中に広がったら大変なことになると恐れられました。中国南部から始まり、香港、台湾、シンガポール、さらにはカナダにも広がりかけたのですが、約８０００人が罹患したところで流行が止まりました。そして、その後、ウイルスは検出されなくなったことから、流行は封じ込められたと判断されました。ＳＡＲＳはエピデミックとして始まり、パンデミックになりかけたところで止まったのです。２００３年、ＷＨＯにより封じ込め宣言がなされましたが、なぜ感染流行が止まったのかはわかっていません。

２００９年にはアメリカを中心に新型インフルエンザ（パンデミック２００９）がありました。ブタ由来のインフルエンザウイルスであるH1N1pdm09の流行がメキシコから始まり、世界中で約58万人が亡くなりました。欧米では広範な感染が見られ、致死率もかなり高く、スペイン風邪の再来かと思われたのですが、幸い日本では感染があまり広がらず、致死率も他の国に比べてずっと低かったのです（アメリカ約４％vs.日本０・２％）。つまり、世界中ではパンデミック状態だったのですが、なぜか日本はほぼ免れることができました。何か、今の新型コロナウイルス感染とよく似ていますね。

次に現れたのが、中東呼吸器症候群（ＭＥＲＳ）です。ＳＡＲＳと同様に、コロナウイルスによる感染症で、MERS-CoVがその病原体です。ラクダ由来のウイルスがヒトに感染するようになりました。２０１２年、サウジアラビアを中心に重症の肺炎を特徴とする感染が広がり、当初の致死率は30％を超えるものでした。その後、アメリカやヨーロッパ、さらには韓国や中国でも患者が見られましたが、徹底した感染者の隔離策が功を奏し、感染は終息し、現在でもウイルスはアラビア半島の一部では検出されることがあるようですが、流行としては止まっています。Ｍ

ＥＲＳも、ＳＡＲＳと同様、パンデミックになりかけたのですが、幸い、その前の段階で終息したと言えるでしょう。どちらもワクチンも治療薬もなかったのですが、不思議なことに、感染が自然に消えたのです。どうして消えたのかは、はっきりしていません。

このように、ＳＡＲＳもＭＥＲＳもパンデミックになりかけたところで止まってしまったのですが、２０１８年、アメリカ・ジョンズホプキンス大学保健管理センターのアメシュ・アダリヤ氏らのグループは、もっと大々的なパンデミックが必ず来るはず、と警鐘を鳴らし、その病原体としては呼吸器感染を起こすＲＮＡウイルスである可能性がもっとも高いと指摘しました。[※8] そして、彼らが注目すべき病原体として挙げたのが、「感染性が高くて、無症状あるいは軽症が多く、致死性が高くないＲＮＡウイルス」だったのです。

この予言は、まさにそのとおりでした。約2年後、現在、世界中で問題になっている新型コロナ感染症（COVID-19）が始まったのです。２０１９年末に中国湖北省武漢市で最初の報告があり、その後、急速に世界中に広がりました。２０２０年10月末時点では、感染者が全世界で４３００万人、致死率は数パーセントです。ＳＡＲＳ、ＭＥＲＳと同じコロナウイルスによるもので、原因ウイルスはSARS-CoV-2と命名されています。コウモリ由来のウイルスがヒトに感染するようになったと考えられています。まさに、アダリヤ氏が予測したように、「感染性が高くて、無症状あるいは軽症が多く、致死性が高くないウイルス」です。

## 1-3 何がパンデミックをもたらすのか

パンデミックの原因はいくつかあります。

その一つは、経済の発展とともに起こる環境の破壊です。たとえば森林などの自然環境の破壊により、野生動物と人間の距離が近くなり、そのために野生動物に感染しているウイルスがヒトにかかりやすくなることが指摘されています。エイズの原因ウイルスのＨＩＶはアフリカの森林にいるサルに起源があると言われています。また、先に挙げたＳＡＲＳウイルスも、新型コロナウイルスSARS-CoV-2も、いずれも元は森林や洞窟に棲むコウモリに感染していたもので、コウモリとヒトとの距離が近くなるなかで、やがてヒトに感染するようになったのです。

地球環境の変化、特に温暖化も、パンデミックに関わる大きな原因の一つです。温暖化が進むと、気温が上昇するだけでなく降水量も変わり、これにより特定の環境における病原体が増えたり、あるいは、感染症を媒介する動物が増えたり、その分布が変わることがわかっています。たとえば、世界全体で毎年2万人が亡くなるデング熱は、ネッタイシマカやヒトスジシマカが媒介するデング熱ウイルスによって発症する病気で、主に熱帯、亜熱帯で見られます。ところが、最近の温暖化とともに、これらの蚊が世界各国で見つかるようになり、デング熱の世界的な発生域が広がるとともに発生率もかなり高まっています。日本でも、ヒトスジシマカはもともと西日本が主な棲息域だったのですが、次第に北上して、現在では秋田県や岩手県の一部でも見られるようになっています。日本でもデング熱の流行が起こる可能性があることを意味するので、警戒すべき現象です。

また、温暖化に伴い、シベリアの永久凍土やヨーロッパの氷河が溶け始めています。永久凍土や氷河の下からは未知のウイルスや細菌が出現してくる可能性があります。北極ではマンモスが凍った形で見つかることがあるようですが、マンモスが絶滅した理由の一つとして細菌やウイルスによる感染が挙げられています。これが事実とすると、凍ったマンモスから人類がほとんど見たこともないような病原体が見つかる可能性もあり、今後、注目する必要があります。

以上のことに加えて、パンデミックを起こす大きな要因として挙げられるのが、ウイルスの変異です。その例として、インフルエンザウイルスで見られる「抗原シフト」と「抗原ドリフト」とよばれる現象があります（表1-3）。「抗原シフト」のほうが「抗原ドリフト」に比べて大き

|  | 抗原ドリフト<br>（ウイルス表面抗原の小さな変異） | 抗原シフト<br>（ウイルス表面抗原の大きな変異） |
|---|---|---|
| 現象とそのメカニズム | インフルエンザウイルスの表面抗原（H型、N型）のマイナーチェンジ<br>（ウイルスの RNA ポリメラーゼに修復機能がないために、ウイルスに遺伝子変異が起こりやすく、その結果、ウイルス表面抗原にアミノ酸の点変異がしばしば起こる） | インフルエンザウイルスの表面抗原（H型、N型）のメジャーチェンジ<br>（一つの細胞に複数のウイルスが感染し、遺伝子が混ざって雑種ウイルスが出来上がり、その結果、ウイルス表面抗原に大きな変化が起こる） |
| 表面抗原の亜型の変化 | 変わらない（同じH型、N型を示す） | 変わる（H型、N型のいずれかあるいは両方が変わる） |
| もたらされる結果 | 毎年インフルエンザが流行して、効果的なワクチン開発が困難 | パンデミックとなる可能性があり、既存のワクチンが効果を示さない |

表1-3　抗原ドリフトと抗原シフトの違い

な変異が入るので、パンデミックの原因となります。まず、「抗原シフト」から説明しましょう。

「抗原シフト」は、たとえば、複数種類のインフルエンザウイルス（たとえば、ヒト由来のウイルスとブタ由来のウイルス）が一つの細胞に感染したときに起こります。複数のウイルス遺伝子が一つの細胞の中で混ざって雑種ウイルスが出来上がり、その結果、人類が今まで見たことがなかったような「新型」インフルエンザウイルスが出来上がることがあるのです。そうなると、ほとんどの人はこのような「新型」ウイルスには免疫を持たないために、ウイルスの感染性が強かったときには、社会の中で急速に感染が広がり、やがてパンデミックとなってしまうのです。インフルエンザウイルスの場合、ウイルス粒子の表面にはH型とN型とよばれるトゲのような構造が存在して、その組み合わせによってウイルスの亜型[章末註1]が決まりますが、「抗原シフト」では、これらの一方だけ、あるいは両方が変わります。

これに対して「抗原ドリフト」は、より小さな変異によるものです。遺伝子は複製をするたびに一定の確率で変異が入ります。特にインフルエンザウイルスの場合、ウイルスの複製に必要なRNAポリメラーゼ（RNAを鋳型としてRNAを作る酵素）に変異を修復する校正機能が欠けているのです（われわれの細胞に存在するRNAポリメラーゼは変異を修復する校正機能を持っていますが、ウイルスはヒトのポリメラーゼを利用できず、ウイルス自身のRNAポリメラーゼを使います）。このためにウイルスの遺伝子配列に変異が起こりやすく、結果として、ウイルス粒子上のタンパク質（表面抗原）にアミノ酸の変異がしばしば入ることになります。

特に、インフルエンザウイルスのH型タンパク質あるいはN型タンパク質の構造に小さな変異が起こると、H型、N型のおおまかな構造自体は保たれたまま、ウイルスの抗原性が変化することがあり、これによって前の年のワクチンが効きにくくなるのです（というのは、ワクチンはウイルス上にある抗原に対して作られるものであり、このために抗原性が変わるとワクチンが働きにくくなるのです）。

つまり、毎年違うインフルエンザウイルスが流行して、ワクチンが効きにくい傾向がある、というのは、この「抗原ドリフト」のためです。

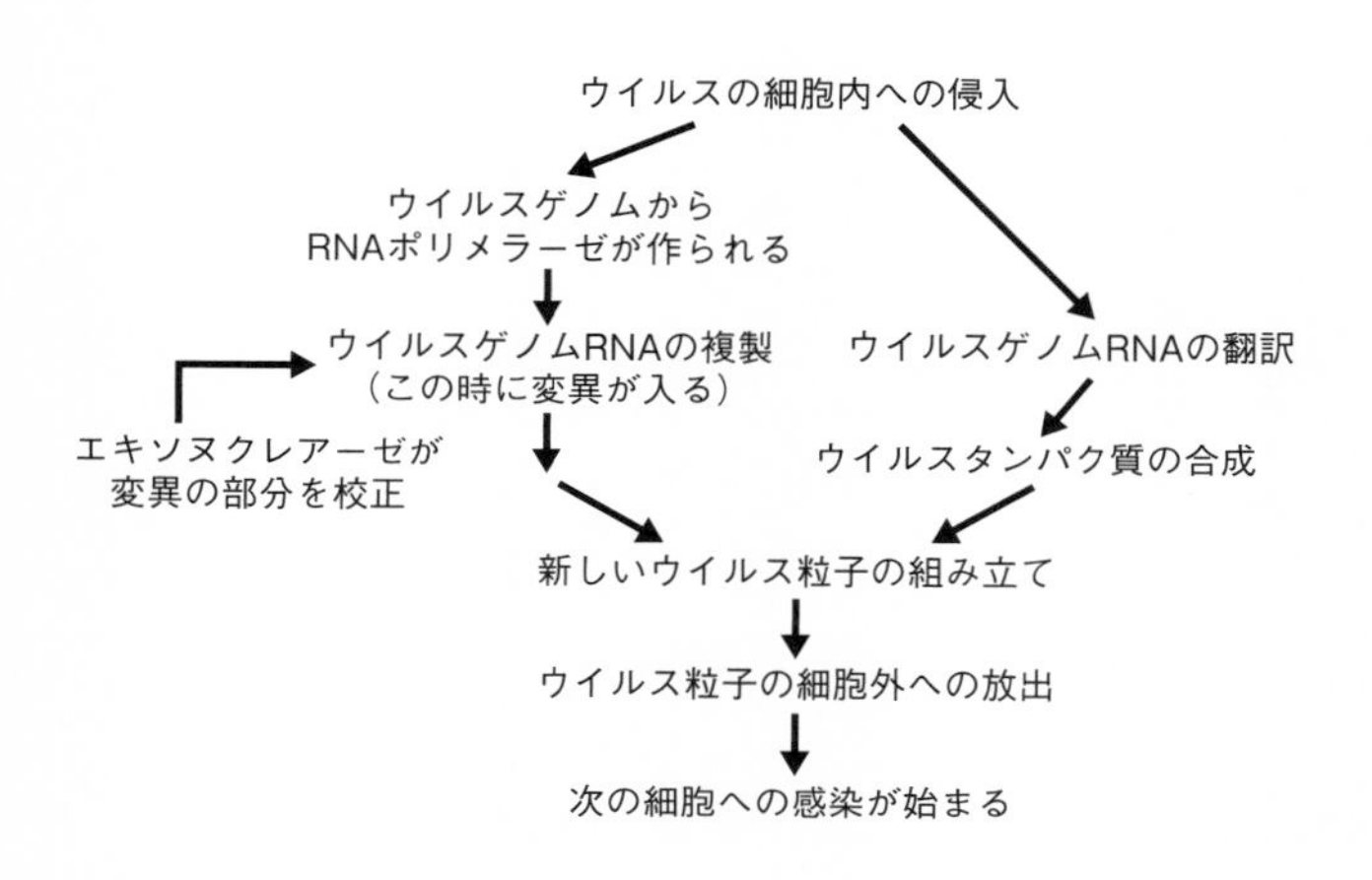


図1-1　ウイルスゲノムに起きる変異とその修復

ウイルス遺伝子に変異が入るというのは、新型コロナウイルスSARS-CoV-2でも見られます。このウイルスも、インフルエンザウイルスと同じく、ゲノムに一本鎖プラス鎖ＲＮＡを持つＲＮＡウイルスです。[章末註2] 宿主細胞に侵入すると、ウイルスゲノム（＝タンパク質を作る設計図）からまずＲＮＡポリメラーゼという酵素が作られてＲＮＡの複製が始まり、次にゲノムＲＮＡの翻訳が起こり、ウイルスタンパク質が作られるようになります（図１－１）。ウイルスタンパク質と新たに複製されたＲＮＡが一緒になると新しいウイルス粒子が組み立てられ、やがてウイルス粒子が細胞外に放出されて、次の細胞に感染するようになります。

ただし、前述のＲＮＡの複製の際には、ＲＮ

Aウイルス自体のRNAポリメラーゼには変異を修復する機能が欠けているために、塩基配列に変異が入る可能性があります。ところが、コロナウイルスの場合には、塩基配列の誤りを校正するエキソヌクレアーゼ[章末註3]ExoNという酵素を持っているので、他のRNAウイルスに比べると、変異が入る頻度がかなり低めです。[※9]

それでも、RNAというのはそもそも変異が入りやすいので、新型コロナウイルスでも感染が進むにつれてゲノム上に次第に変異が蓄積していきます。特に最近問題になっているのが、614番目のアミノ酸がアスパラギン酸（D）からグリシン（G）に変異をしたD614G型[章末註4]変異です。最初に中国の武漢で発生したウイルスには614D型がほとんどだったのですが、ヨーロッパで見つかるウイルスの多くは614G型であり、[※10]アメリカのニューヨーク州でもほとんどこの型で、[※11]最近日本で見つかるウイルスの半分以上はこの型になっているようです。

一方、アメリカのカリフォルニア州ではこの型が少ないようです。[※12]今のところ、このような変異が感染性や病原性に関係しているのかははっきりしませんが、今後のワクチン開発にも影響を及ぼす可能性があり、きわめて興味深い事実です。ただし、最近、明らかになっていることは、ウイルス感染者で見られる抗体によってこの変異株は中和されるようです。[※13]したがって、免疫の効果を回避するような（＝抗体が効かなくなるような）恐ろしい変異株ではないようです。

## 1-4 パンデミックはまた来るのか

これまでパンデミックは、ここ100年だけでも何度も起こっていて、インフルエンザも新型コロナウイルス感染症も、動物とヒトが同時に感染する人獣共通感染症であり、動物からヒトに広まる形で新たなウイルスが出てきました。このようなパンデミックはまた起こるのでしょうか?

答えはイエスでしょう。なぜかというと、ウイルスは必ず変異をするからです。もちろん、変異というものはウイルスの感染性や病原性を強くするとは限りません。ヒトにとって都合の良いような変異(たとえば、感染性や病原性の低下や消失)を起こす可能性もあれば、不都合な変異(すなわち、感染性や病原性の増強)を起こすこともあります。変異が起きるときに、もしウイルスの感染性や病原性が低下するようなものだったら、ウイルスには都合が悪くヒトには都合が良いので、問題になることはないでしょう。ところが、感染性や病原性を強くするような変異が起きて、しかも、元のウイルスとは異なる抗原性(=個体の体内で免疫反応を起こす力)を持つようになると、ヒトはうまく免疫反応を起こすことができず、結果的に、社会の中で感染が急速に広がるようになる可能性があります。インフルエンザウイルスの場合、トリやブタなどの複数の動物種が宿主となる可能性があり、右にも述べたように、一つの動物種の細胞に複数のウイルスが感染して遺伝子が混ざると抗原シフトという現象が起こります。実際にこのために、アジア風邪（１９５７年）や香港風邪（１９６３年）のようなパンデミックが起こりました。今後も新たなパンデミックが起こる可能性は十分にあります。

この点、気になるのは、最近、中国の養豚業者の間で新しいタイプのインフルエンザウイルスがはやり始めていることです。[※14]現在、世界で流行しているのは２００９年に起きた新型インフルエンザウイルスによるパンデミックの病原体ウイルスで、H1N1pdm09というものですが、それにかなり大きな変異が入ったEAH1N1型（EAはEurasian avian-likeの略：すなわち、ヨーロッパ・アジアで見られる鳥インフルエンザウイルスに似たH１N１型）が中国で見つかっていて、特にこの中のG４株といわれるものがこれまでのウイルスとは抗原性が異なり、実際に中国の養豚業者の間で抗体陽性者が１割以上見られるそうです。このことは、既に新しいウイルスが特定の地域で広がりつつある（＝エンデミックが起きている）ことを示していて、今後、さらに感染性・病原性の高いパンデミックウイルスに変化する可能性があります。注意して観察していくことが大事です。

環境破壊も問題です。国際的な環境保全団体であるＷＷＦ（世界自然保護基金）は、人獣共通感染症によるパンデミックが今後も起こり続ける可能性があることについて警鐘を鳴らしています。彼らは、このような感染症が起こる原因として、（1）高いリスクを伴った野生生物の取引と消費、（2）森林破壊を引き起こす土地の転換と利用の変化、（3）非持続可能な形での農業と畜産の拡大、という3つの理由を挙げています。これらの理由は、いずれも、われわれの社会が経済的メリットだけに注目するあまりに、無頓着に環境破壊を進めてきたことが原因だと思われます。また、これとともに、全地球的に気候の温暖化が続いていることも環境破壊につながっています。

このような状況がこのまま続くと、近い将来にCOVID-19というパンデミックを克服できたとしても、必ず次のパンデミックがまたやってくることになるでしょう。今のうちに、このような環境問題への対処を図るとともに、パンデミックに対する社会の防衛体制、特に検査体制、医療体制を築き上げることが必要です。そして、何にもまして、われわれがこのような病原体に対する正しい知識を獲得しておくことが望まれます。

註1：A型インフルエンザウイルス粒子表面のトゲであるH型には16種類、N型には9種類の異なるものがあり、この組み合わせによって144種類の亜型が生まれます。

註2：プラス鎖RNAウイルスとは、ウイルス遺伝子のRNAそのものがメッセンジャーRNAとして機能するウイルスのことです。コロナウイルスやポリオウイルスはこの群に属します。一方、インフルエンザウイルスや麻しんウイルスはマイナス鎖RNAを持ち、ウイルスRNAがいったん転写されてプラス鎖にならないとメッセンジャーRNAにはなりません。

註3：RNAの複製の際に正しくない塩基対（核酸を構成するヌクレオチドの塩基部分が対をなしているさま）が形成されると、エキソヌクレアーゼという酵素が働いて、誤ったヌクレオチドが除去されることによって変異が校正されます。

註4：アミノ酸には20種類あり、次のように1文字表記されることがあります。
A：アラニン、G：グリシン、M：メチオニン、S：セリン、C：システイン、H：ヒスチジン、N：アスパラギン、T：スレオニン（トレオニン）、D：アスパラギン酸、I：イソロイシン、P：プロリン、V：バリン、E：グルタミン酸、K：リシン、Q：グルタミン、W：トリプトファン、F：フェニルアラニン、L：ロイシン、R：アルギニン、Y：チロシン

※1 三原知子他、遺伝：生物の科学、64(5):318, 2015.
※2 https://www.nature.com/articles/s41564-020-0755-4
※3 山内一也『新版ウイルスと人間』岩波書店、2020.
※4 Anthony SJ et al, *mBio*, 4(5):e00598, 2013.
※5 山内一也『ウイルスの意味論』みすず書房、2018.
※6 加藤茂孝『人類と感染症の歴史』丸善出版、2013.
※7 https://ja.wikipedia.org/wiki/%E8%BF%91%E4%BB%A3%E4%BB%A5%E5%89%8D%E3%81%AE%E6%97%A5%E6%9C%AC%E3%81%AE%E4%BA%BA%E5%8F%A3%E7%B5%B1%E8%A8%88#
※8 https://www.centerforhealthsecurity.org/our-work/publications/the-characteristics-of-pandemic-pathogens
※9 Sanjuán R et al, *J Virol*, 84(19):9733, 2010.
※10 Koyama T et al, *Pathogens*, 9(5):324, 2020.
※11 Gonzalez-Reiche AS et al, *Science*, 369(6501):297, 2020.

※12　Deng X et al, *Science*, 369(6503):582, 2020.
※13　Zhang L et al, *bioRxiv*, 2020.06.12.148726.
※14　Sun H et al, *Proc Natl Acad Sci, USA*, 117(29):17204, 2020.

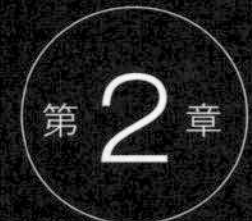

# 第2章 ウイルスはどのようにして感染・増殖していくのか

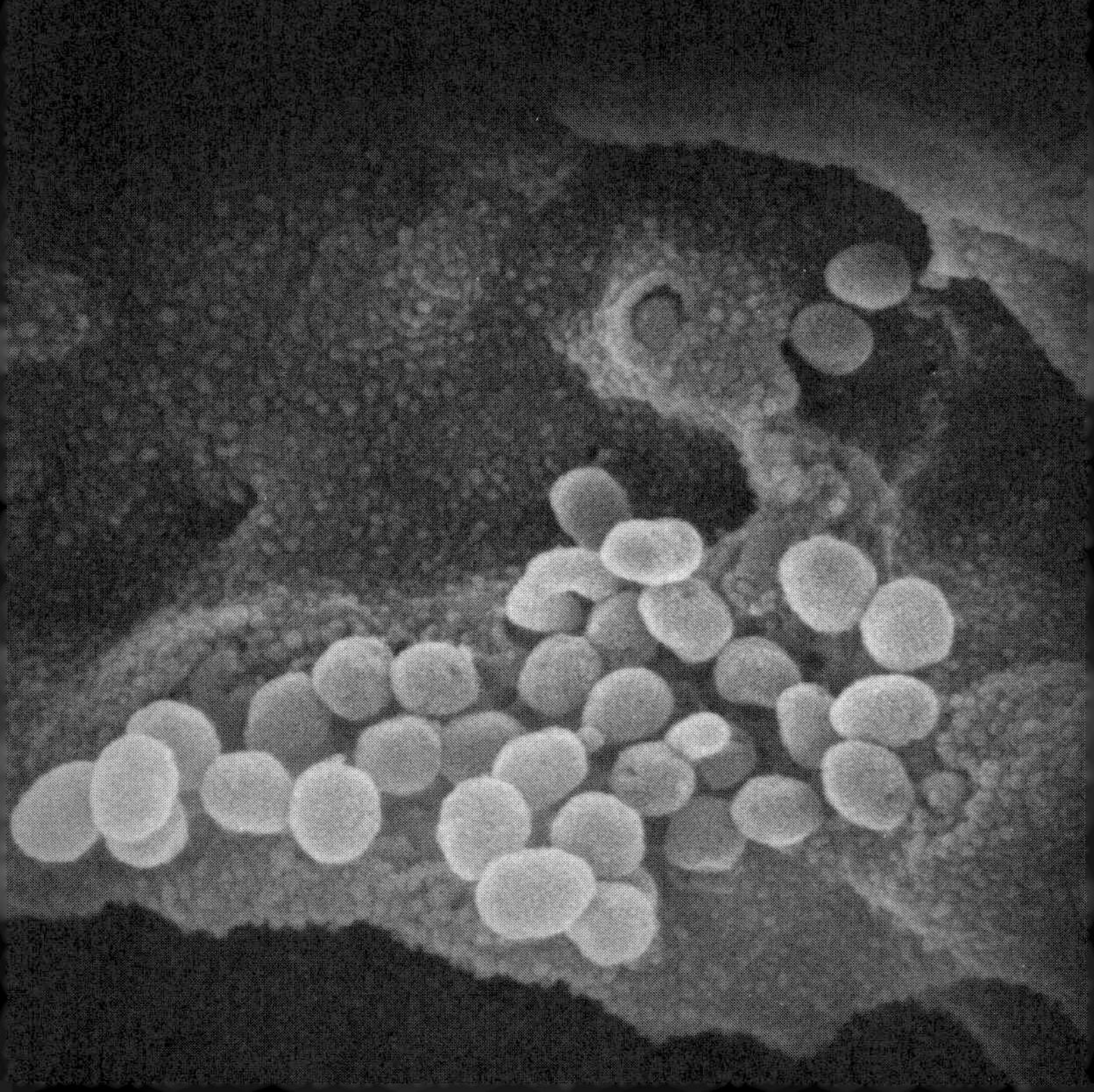

## 2-1 ウイルスと細菌の違い——ウイルスは宿主細胞がないと生きられない

ウイルスは、しばしば細菌と混同されることがあります。しかし、ウイルスと細菌はお互いに異なるものです。第1章の初めに書いたように、ウイルスは細胞が存在しないと増殖できません。一方、細菌は細胞からの助けなしに単独で増殖することができます。以下に、ウイルスと細菌の違いを簡単にまとめます（表2-1）。

ウイルスの大きさは、通常は0・1マイクロメートル以下で（マイクロメートルは1メートルの100万分の1を表す長さの単位）、電子顕微鏡でないとその姿が確認できません。生命の最小単位とされる細胞を持たず、タンパク質と核酸からなる粒子です。ウイルスは、細胞にとってエネルギー工場である細胞小器官、ミトコンドリアを持たないので、自分でエネルギーを作ることができません。また、タンパク質合成に必要な細胞小器官であるリボソームも持たないので、タンパク質を作ることができません。つまり、自分ひとりでは増殖（=自己複製）もタンパク質合成もできないのです。このために、宿主細胞の中に入り込んで、宿主細胞のタンパク質合成機構、代謝機構やエネルギーを利用することによって活動を維持します。

| | ウイルス | 細菌 |
|---|---|---|
| 主な病原体 | インフルエンザウイルス、ヘルペスウイルス、ノロウイルス、肝炎ウイルス、エイズウイルスなど | 大腸菌、ブドウ球菌、連鎖球菌、サルモネラ菌、緑膿菌、結核菌、破傷風菌など |
| 主な感染症 | インフルエンザ、風疹、はしか、ウイルス性肝炎、胃腸炎、エイズなど | 食中毒、扁桃腺炎、肺炎、結核、中耳炎、破傷風など |
| 大きさ | 0.1マイクロメートル以下。通常、電子顕微鏡でないと見えない | 数～数十マイクロメートル。光学顕微鏡で見える |
| 構造 | 生物？<br>タンパク質の殻と核酸（DNA か RNA）からなる粒子。<br>細胞構造は持たない | 単細胞生物<br>細胞質、細胞壁などからなる。核膜はなく、遺伝情報の DNA は細胞質内に存在。ミトコンドリアやゴルジ体を持たない |
| 増殖 | 自己増殖はできず、宿主細胞が増殖には必要 | 宿主細胞がなくても分裂して増殖する |
| 治療薬 | 抗ウイルス剤 | 抗菌剤（抗生物質） |

表2-1　ウイルスと細菌の違い

ウイルス粒子内のゲノム（遺伝情報）は、ＤＮＡかＲＮＡのいずれかです。ＤＮＡを持つものをＤＮＡウイルス、ＲＮＡを持つものをＲＮＡウイルスとよびます。ＤＮＡウイルスには、アデノウイルス、単純ヘルペスウイルス、天然痘ウイルスや、ヒトパピローマウイルス（子宮頸がんウイルス）などがあります。ＲＮＡウイルスには、コロナウイルス、インフルエンザウイルス、ポリオウイルス、ライノウイルス、ノロウイルス、エイズウイルスなどがあります。

一般に、ウイルスには抗生物質（抗菌薬）は効かず、一部の抗ウイルス剤しか効果を示しません。したがって、ウイルス感染に対抗するためには、宿主細胞あるいは宿主となる個体は自分の力で排除することが必要です。

これに対して、細菌は、1個の細胞からできているので単細胞生物です。よく知られているものとして、大腸菌、ブドウ球菌、連鎖球菌、サルモネラ菌、緑膿菌、結核菌、破傷風菌などがあります。いずれも数〜数十マイクロメートルの大きさで、普通の光学顕微鏡でその姿を見ることができます。細菌は、細胞膜に包まれ、細胞質の中に遺伝情報であるＤＮＡが存在します。われわれの細胞の場合とは異なり、ＤＮＡは核膜には包まれていません。また、ミトコンドリアやゴルジ体を持っていません。しかし、宿主細胞がなくても分裂・増殖することができます。多くの細菌には抗生物質（抗菌剤）が効果を示します。

以上、ウイルスと細菌は、どちらも目に見えないほど小さな微生物ですが、お互いに別物です。ウイルスを「菌」とよんではいけません。

## 2-2 ウイルスが宿主細胞に取り付き、増殖する仕組み

それでは、ウイルスはどのようにして宿主細胞に感染し、増殖するのでしょうか？

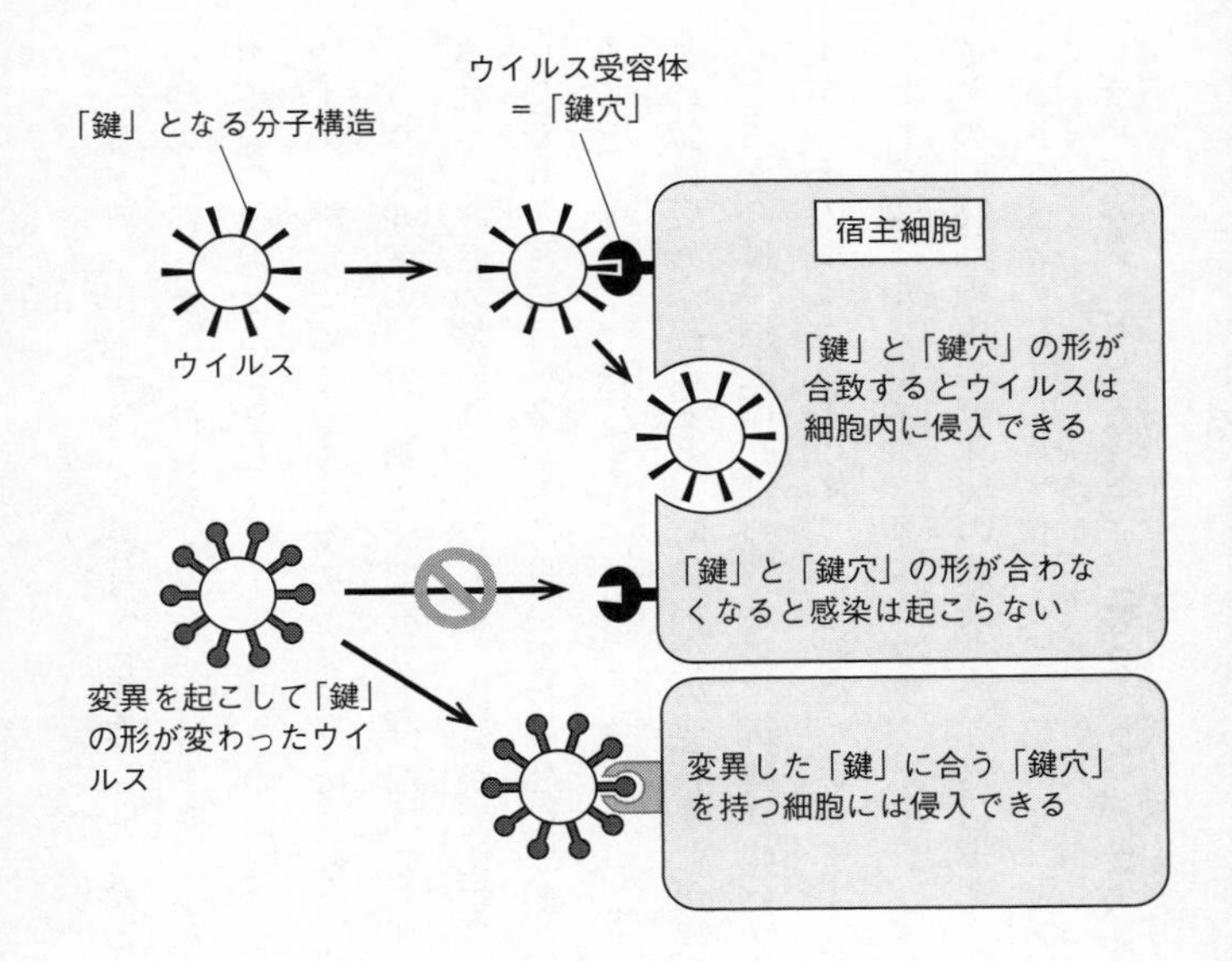


図2-1　ウイルスの表面分子が鍵で、ウイルス受容体が鍵穴

ウイルスは、多くの場合、特定の細胞や臓器に感染します。たとえば、インフルエンザウイルスは、通常、気道の上皮細胞に感染しますが、腎臓や肝臓には感染しません。新型コロナウイルスも同様に気道の細胞に感染しますが、血管内皮細胞にも感染します。一方、B型肝炎ウイルスは呼吸器系には感染しませんが、肝臓に感染します。このように、ウイルスの「感染先」はおおよそ決まっています。

これは、ウイルスの表面にある分子があたかも「鍵」のように、宿主動物の特定の細胞の上にある構造

（＝「鍵穴」）に結合するからです（図2－1）。たとえば、ウイルスゲノムを取り囲むタンパク質の殻の上に「鍵」の役目をする特定の分子構造が存在しますが、この分子に対する「鍵穴」が宿主細胞の膜の上にあると、ウイルスはその細胞にだけ侵入し、感染するようになります。宿主細胞上の「鍵穴」のことを、ウイルス受容体（あるいはウイルスレセプター）といいます。インフルエンザウイルスの場合、第1章で取り上げた抗原ドリフトや抗原シフトが起こるHタンパク質がまさにウイルスの鍵であり、この鍵の性質が変化することでウイルスの細胞への入り方が大きく変化したり、時には感染する細胞が変わったりします。変化した鍵を持ったウイルスが翌年やってくると、前の年に仕込まれた対策（＝免疫）がうまく働かないということになります。つまり、この鍵に変異が起こると、時に都合の悪いことが起こるのです。

ここからは、以上の知識のもとに、新型コロナウイルスの感染機構を中心に話を進めていきますが、その前にコロナウイルス全般についてまず説明しましょう。

コロナウイルスはネコ、イヌ、ブタ、ヒトなど、動物種ごとに固有のものが存在し、原則としてその動物種の中で個体間の感染を繰り返します。

ヒトに感染するコロナウイルスとして最初に見つかったのは、鼻風邪を起こす4種類のヒトコロナウイルス（HCoV）です（表2－2）。毎年、世界中のどこかで感染の流行が見られ、普通

| ウイルス名 | HCoV 4種 | SARS-CoV | MERS-CoV | 2019-nCoV |
|---|---|---|---|---|
| 病名 | 風邪症候群 | SARS | MERS | 新型コロナウイルス感染？ |
| 発生年 | 毎年 | 2002〜2003年 | 2012年〜現在 | 2019年末〜 |
| 発生地域 | 世界中 | 中国広東省 | アラビア半島 | 中国武漢市 |
| 感染者/死者数 | 70億/不明 | >8,000/>700 | >2,000/>800 | >3,500万/>100万 |
| 宿主動物 | ヒト | コウモリ | ラクダ | ？ |
| 感染経路 | 咳、飛沫、接触 | 咳、飛沫、接触、便 | 咳、飛沫、接触 | 咳、飛沫、接触、便？エアロゾル？ |
| 主な症状 | 鼻炎、上気道炎、下痢 | 高熱、肺炎、下痢 | 高熱、肺炎、腎炎、下痢 | 上気道炎、高熱、肺炎、下痢 |
| 重症者の特徴 | 重症化は稀 | 糖尿病、喘息、心疾患等の慢性疾患、高齢者 | 糖尿病等の慢性疾患、高齢者、入院患者 | 糖尿病、喘息、心疾患等の慢性疾患、高齢者 |
| ヒト－ヒト感染 | 1人→多数 | 1人〜1人以下＊ | 1人〜1人以下＊ | 1.4〜2.5人？ |
| 潜伏期間 | 2〜4日 | 2〜10日 | 2〜14日 | 1〜24日？ |

＊稀に1人から多数に感染拡大する、いわゆるスーパースプレッダーが見られた
（国立感染症研究所が作成したものを改変：https://www.niid.go.jp/niid/ja/kansennohanashi/9303-coronavirus.html）

表2-2　ヒトに感染するコロナウイルス一覧

の風邪の15％程度はこのＨＣｏＶによるものです。したがって、多くの人がこれら4種類のウイルスのいずれかに対して抗体を持っています。つまり、ＨＣｏＶはかなり広く存在するウイルスで、誰もがかかった経験があるはずです。

次に、ＳＡＲＳの原因であるＳＡＲＳウイルス（SARS-CoV）です。２００２年に同定されました。その約10年後にＭＥＲＳの原因であるＭＥＲＳウイルス（MERS-CoV）が見つかり、さらに約10年後に新型コロナウイルスの病原体であるSARS-CoV-2が見つかりました。いずれも、一本鎖[章末註1]ＲＮＡウイルスで、その遺伝情報（ゲノム）はプラス鎖ＲＮＡです。

SARS-CoV-2は、約30キロ[章末註2]ベースという大

きなゲノムを持つＲＮＡウイルスで、ウイルス粒子の直径は約０・１マイクロメートルです。そのゲノムは、Ｎタンパク質（ヌクレオプロテイン）というタンパク質と複合体を形成し、エンベロープという袋に包まれています（図２－２）。エンベロープの表面には、Ｓ（スパイク）タンパク質という三量体（＝三つの分子が一緒になったもの）を形成する分子が外に向かって突き出ていて、これがウイルスの「鍵」、すなわち宿主細胞上のウイルス受容体と結合する分子です。一ウイルス粒子当たり90本ぐらいのＳタンパク質が突き出ていて、電子顕微鏡で見ると、あたかも王冠（コロナ）のように見えます[※1]（図２－３）。このためにコロナウイルスという名前が付けられました。エンベロープの上には、このほかにＭタンパク質やＥタンパク質などが発現しています。

ウイルスエンベロープ上のＳタンパク質は、宿主細胞表面のウイルス受容体であるＡＣＥ２というタンパク質と結合します。ＡＣＥ２は気道の内側を覆う上皮細胞の細胞膜上に存在し、特に肺の中に存在するⅡ型肺胞上皮細胞や腸管上皮細胞の細胞膜上に多く発現しています。このために、新型コロナウイルスは肺だけでなく、腸にも感染しやすいのです。ＡＣＥ２は英語ではangiotensin-converting enzyme 2、すなわちアンジオテンシン転換酵素2ともよばれるタンパク質です。ＡＣＥにはＡＣＥ１とＡＣＥ２の２種類があり、いずれも血圧調節に関わるアンジオテンシンⅠという分子に働いて、アンジオテンシンⅡという活性型の分子に変換する酵素と考えら

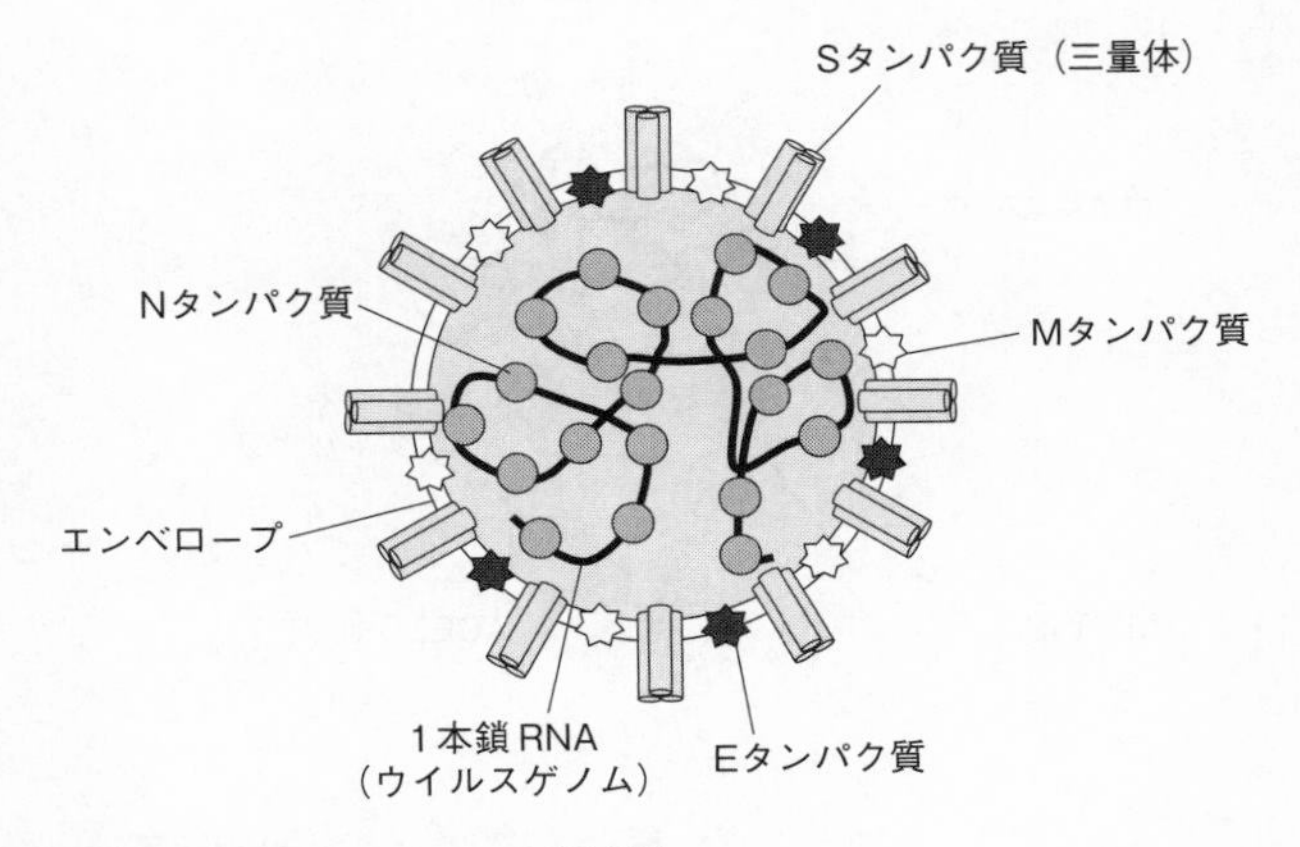


図2-2　新型コロナウイルスの概観図

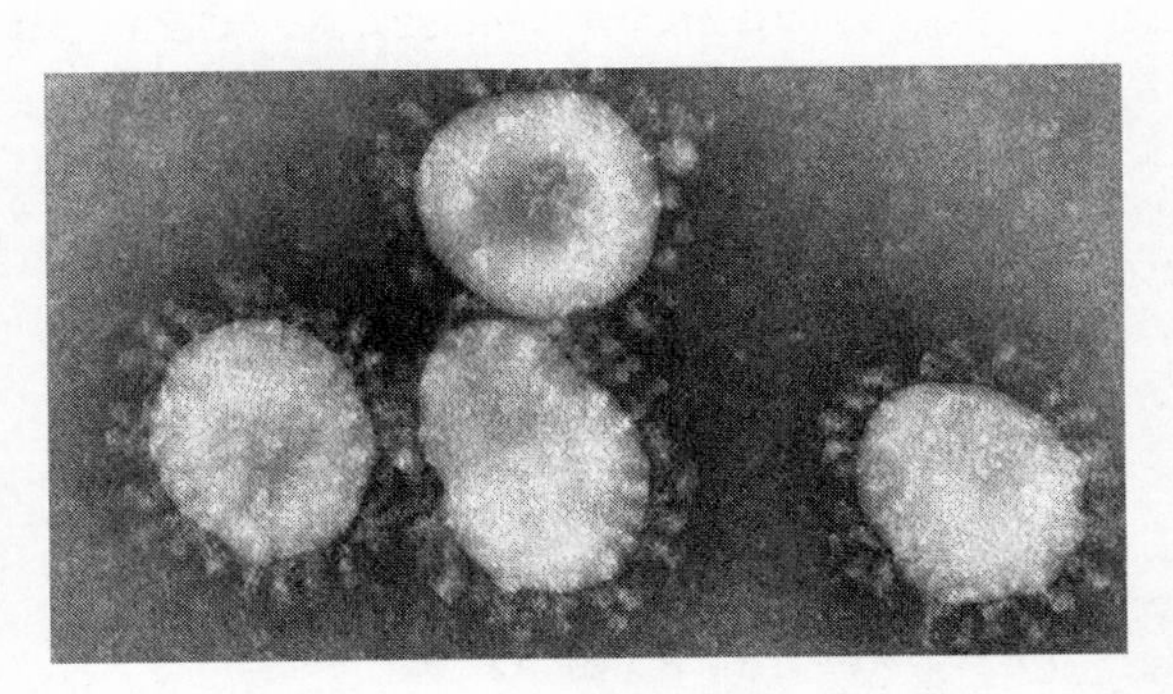

図2-3　新型コロナウイルスの電子顕微鏡写真（©CDC/PHIL・Getty Images）

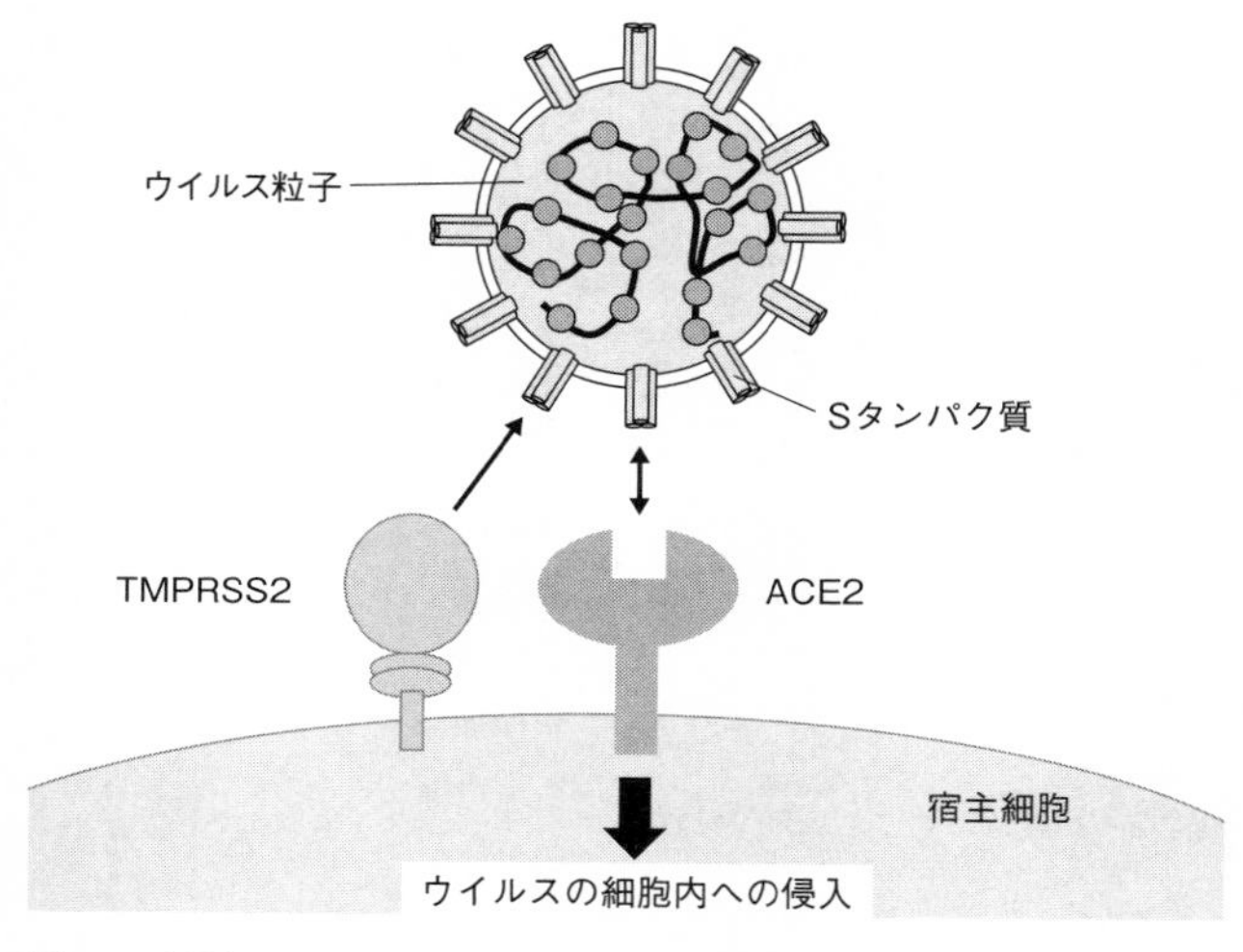


図2-4　新型コロナウイルスの細胞内への侵入
ウイルス上のSタンパク質がACE2と結合すると、Sタンパク質が宿主細胞膜の上にあるタンパク質分解酵素TMPRSS2によって切断されるようになる

れていますが、ヒトではACE1のほうがもっぱらこの機能を担っているようです。後で述べるように、ACE2は血圧調節においては副次的な役割を果たすようです。新型コロナウイルス感染においては、ACE2のほうが主なウイルス受容体として働きます。

ウイルス上のSタンパク質がACE2と結合すると、Sタンパク質が宿主細胞膜の上にあるタンパク質分解酵素TMPRSS2によって切断されるようになります（図2-4）。このタンパク質分解の過程により、Sタンパク質が活性化されてウイルスのエンベロープと宿主細胞膜が融合するようになり、その結果、ウイルス粒子が宿主細胞の中に入り込むことになります（図２‐４）。この反応はわずか10分程度で起こる速い反応です。

取り込まれたウイルスは、宿主細胞の中のエンドソームという構造の中に入り、そこでエンベロープがはずれてＲＮＡが露出し、このＲＮＡからＲＮＡポリメラーゼが最初に作られてＲＮＡの複製に関わります（第1章の図１‐１参照）。これとともにＲＮＡの別の部分からは種々のウイルスタンパク質が翻訳され、タンパク質分解酵素（プロテアーゼ）によって適当な長さに切断されます。

細胞内でこのように作られるウイルスタンパク質には2種類のものがあります。一つはウイルスの構造を作るために必要な一群の構造タンパク質（ＳＰ：structural proteins）（たとえば第2章の図２‐２に示したＮタンパク質、Ｅタンパク質、Ｓタンパク質など）であり、もう一つは、ウイルス粒子の構造形成には関係がないのですが、宿主細胞の機能に影響を与える一群の非構造タンパク質（ＮＳＰ：non-structural proteins）です。

構造タンパク質（ＳＰ）の一群は、小胞体という細胞質内の袋に入った後、ゴルジ体という別の袋に移り、新たに複製されたＲＮＡとともに新たなウイルス粒子の構造形成に関わります（図

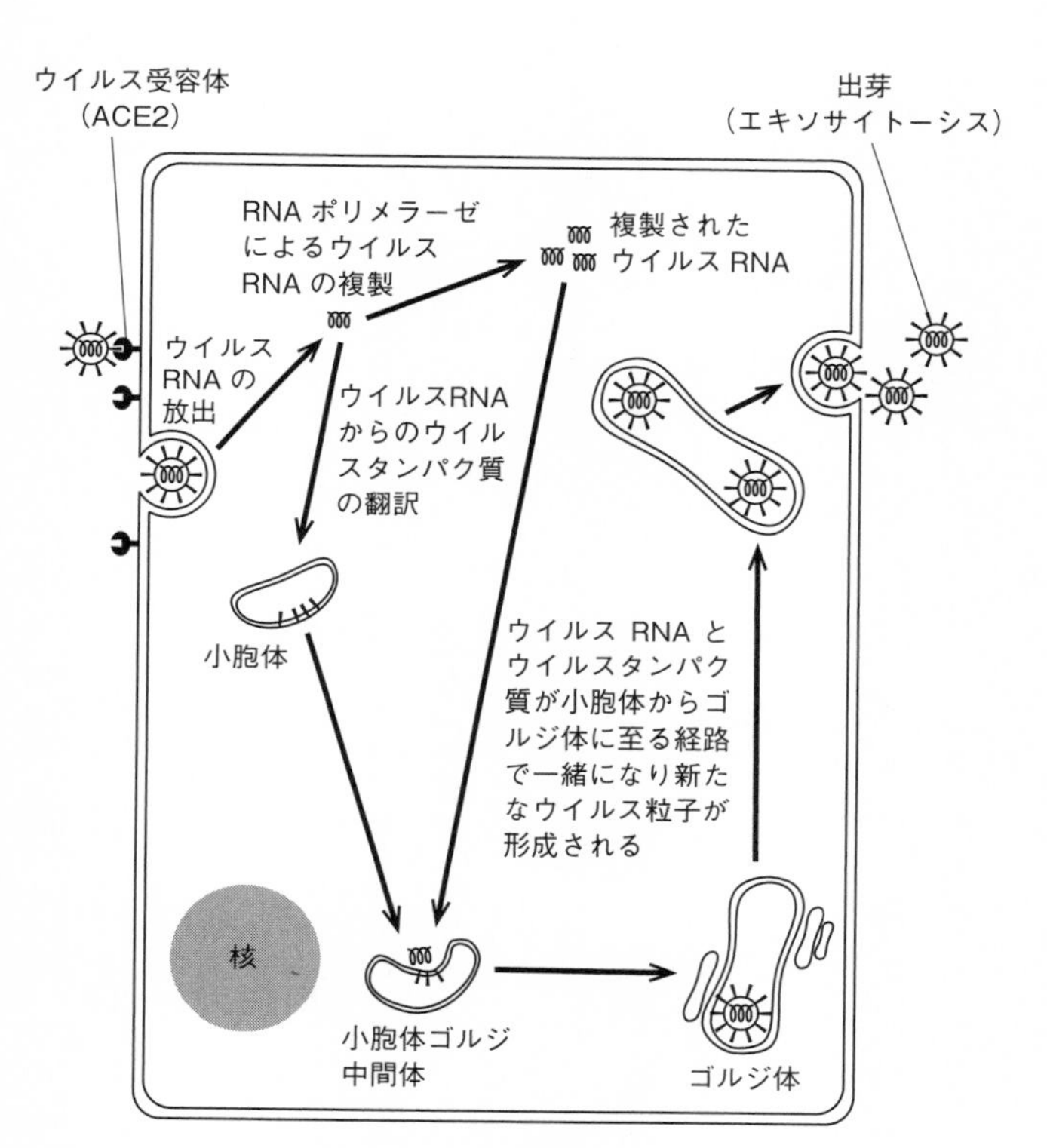


図2-5　細胞内での新型コロナウイルスの挙動

2-5)。その結果、ゴルジ体の中でできた多数のウイルス粒子は、やがて細胞外に放出されます。このウイルス粒子放出の過程は、出芽とかエキソサイトーシスとよばれます。これによって、近傍の細胞が次々と感染されるようになり、ウイルスは次第に感染組織の中で勢力をのばしていきます。

非構造タンパク質（NSP）は、ウイルスの合成には関わりませんが、宿主の機能に大きく影響を与えるものがあります。その一つがNsp1で、宿主細胞が抗ウイルス性サイトカインであるI型インターフェロンを作るのを邪魔することができます。※2 実は、これが大変なことなのです。

なぜかというと、細胞にウイルスが感染すると最初に起こる反応が、感染細胞によるI型インターフェロンをはじめとする種々のサイトカインの産生だからです。これはウイルスの増幅を抑えるための反応なので、この反応を抑えることができるウイルスは、からだのウイルス抑制機構を回避することができ、結果として、細胞の中で思うように「増幅できる＝のさばる」ことができるようになるのです。

サイトカインとは、細胞が放出する特定の大きさ（分子量）を持ったタンパク質の総称で、相手の細胞に働いて、細胞を増殖させたり、運動性を上げたり、特定の分子を作らせたりする役目

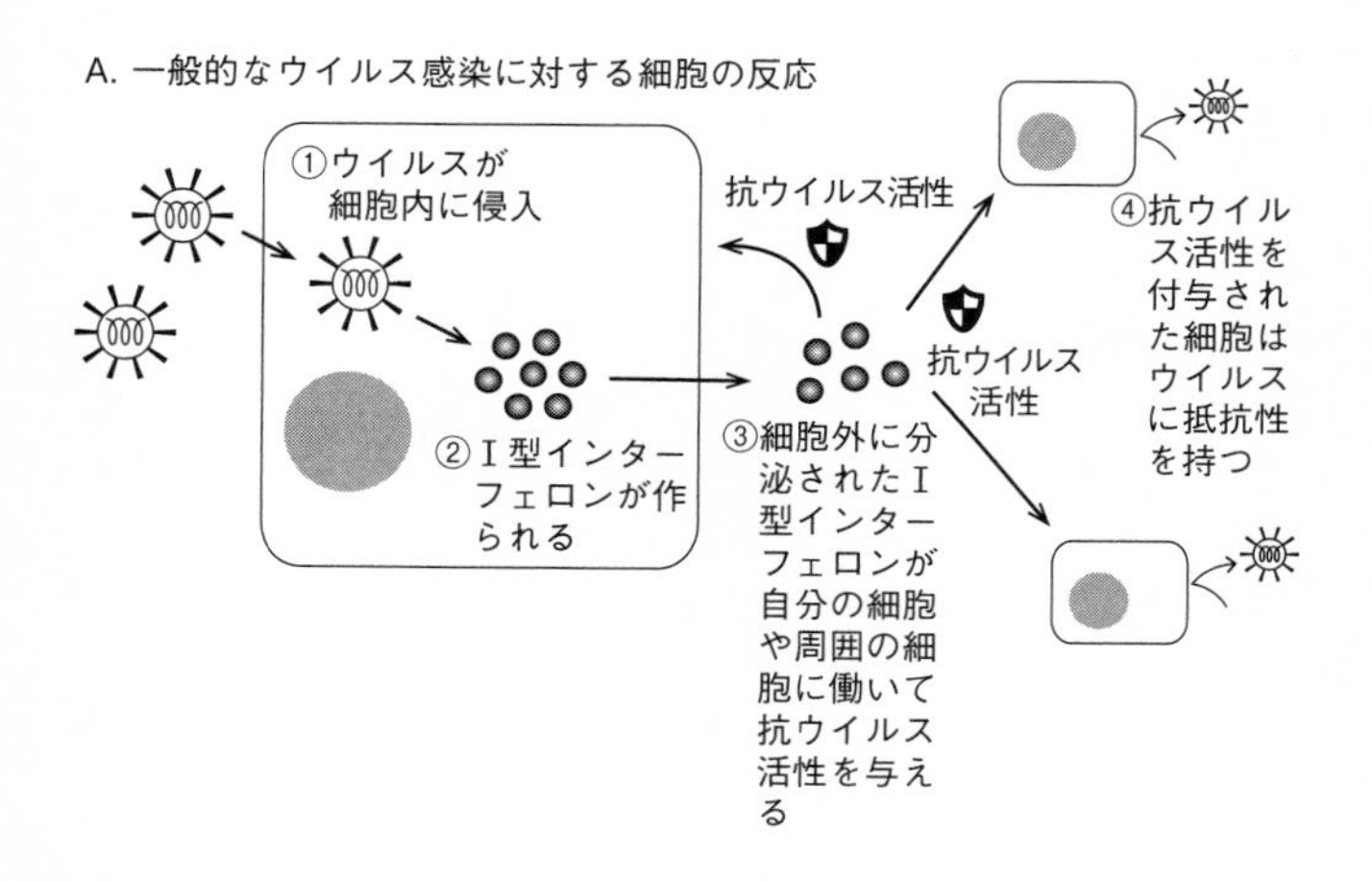


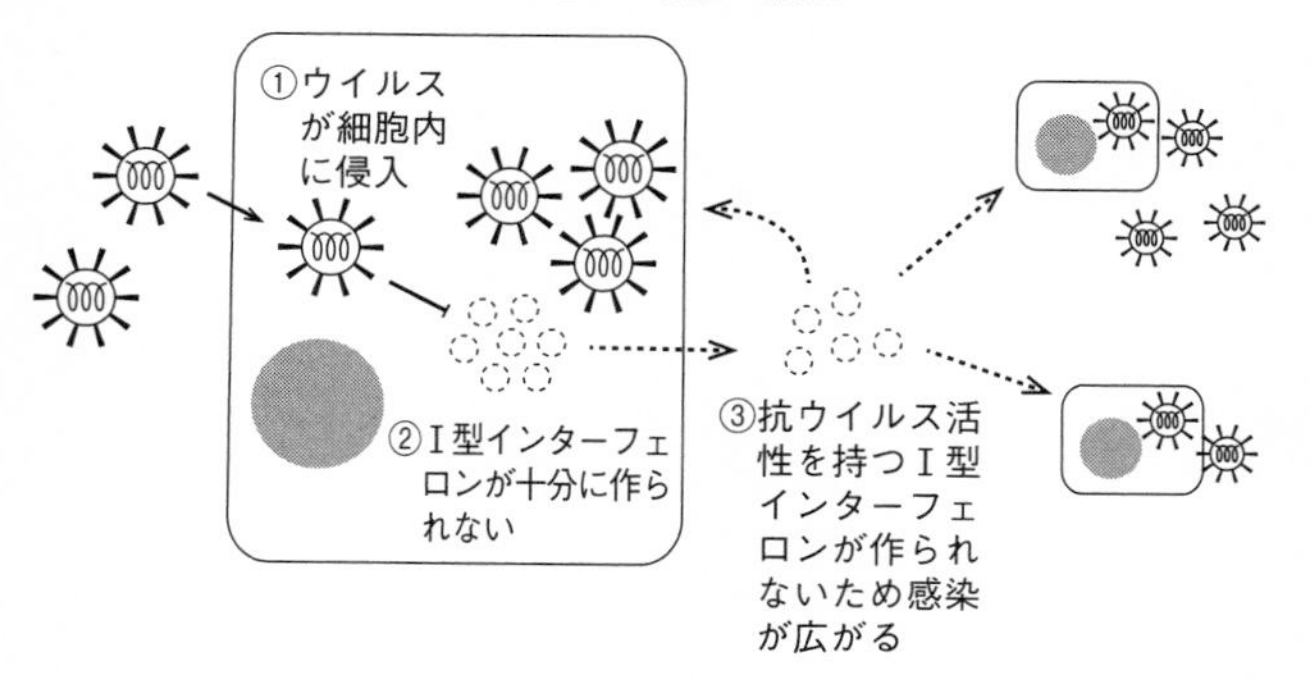


図2-6　ウイルスに対する細胞の反応：普通のウイルスと新型コロナウイルスの違い

を持ちます。

ウイルス感染の場合には、最初にI型インターフェロンというサイトカインが作られます。このサイトカインは自らの細胞に働いてウイルスに抵抗する能力、すなわち抗ウイルス活性を与えるだけでなく、周囲の細胞にも働いて抗ウイルス活性を与えます。つまり、ウイルス侵入によって宿主細胞内でI型インターフェロンが作られると、ウイルス防御に必要な反応が宿主細胞とその周囲の細胞の両方に起きるのです。ところが、新型コロナウイルスの場合には、しばしばI型インターフェロンがうまく作られず、このためにウイルス排除がされにくくなります（図2－6）。さらに、I型インターフェロンがうまくできないと、感染時に見られる風邪症状が出にくいことにもなります（第1章、第3章の3－5参照）。実際、新型コロナウイルス感染では、患者の多くがほとんど症状を示さないのですが、これには最初の抗ウイルス反応であるI型インターフェロンがうまく作られないことが関係しているようです。これにはNsp1以外のメカニズムも同時に関係しているようです。これは新型コロナウイルスがからだの免疫反応から逃れるために使っている大事な戦術なので、次の章でもう少し詳しく述べます。

## 2-3 ウイルスに対する宿主細胞の反応——インターフェロン産生と細胞死

ウイルスが細胞に感染すると、先に述べたように、I型インターフェロンが作られるはずなのですが、新型コロナウイルスはI型インターフェロンを作らせないような手段を持っています。すると、細胞の中でウイルスがどんどん増えていきます。そうなると、細胞はやがて細胞死を起こすようになります。では、どうしてウイルスが増えすぎた細胞は死ぬのでしょうか？　実は、この細胞死はウイルス増殖を抑える一つの手立てなのです。というのは、感染した細胞が生き続けたらウイルスはばらまかれ続けて困ったことになるからです。一方、宿主細胞が死んでしまえばウイルスはもはや生き延びることはできません。合目的論的に考えると、ウイルス感染による細胞死は個体にとって必要なことであり、ウイルス感染を抑える手段の一つであるということになります。

一方、死ぬ細胞の数が多すぎると、食細胞による「お掃除作用」では間に合わなくなり、死んだ細胞由来の核酸や種々の細胞内に存在する物質が周囲に放出されることとなり、これが炎症反応を引き起こします。これらの死細胞から放出される物質は、ダメージ（あるいは危険）関連分子

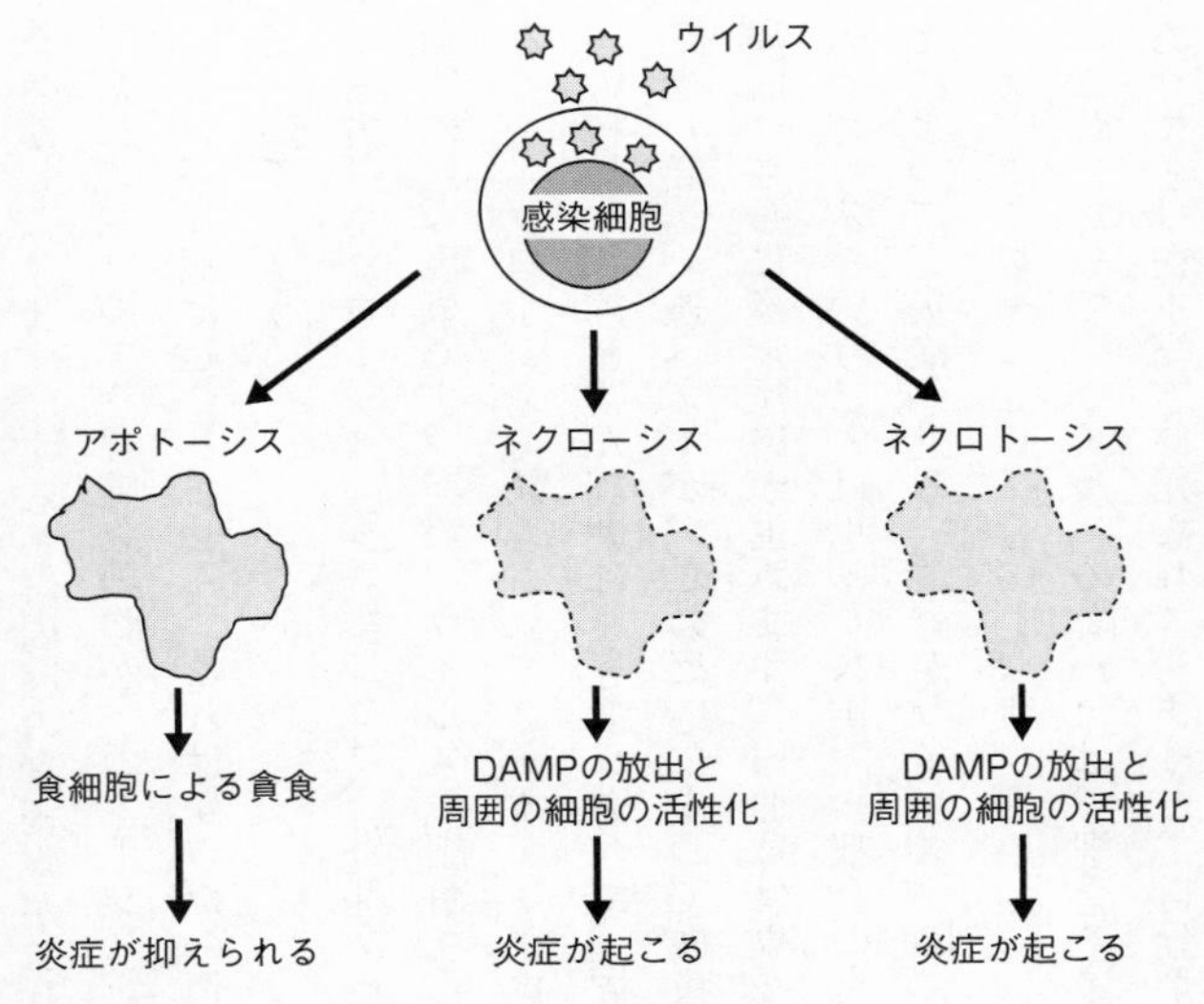


図2-7　ウイルス感染による細胞死とその様式

パターン（damage or danger-associated molecular pattern：ＤＡＭＰ）と総称され、自己の成分でありながら持続的な炎症反応を起こす原因の一つです。

最近、細胞の死に方にはいろいろあることがわかってきました（図２-７）。アポトーシス（apoptosis）というのは、プログラム細胞死ともよばれ、遺伝子プログラムの中に細胞が死ぬための仕組みが存在していて、然るべき条件が揃うとそのプログラムが働いて、いわば細胞が能動的に（＝自ら）死ぬのです。たとえば、感染細胞の中でウイルスが増えすぎると、細胞死の遺伝子プログラムが動いて、アポトーシスが起こります。すると、周囲の食細胞がこれを感知して、死細胞を貪食し、「お掃除」をしてくれます。つまり、感染細胞がアポトーシスを起こした場合には、死細胞は跡形も無く消えてしまい、炎症は起こりません。これはからだの恒常性を維持するための一つのメカニズムといっていいでしょう。

一方、ネクローシス（necrosis）とは、外部からの刺激によって細胞膜が破壊されて、細胞が受動的に死ぬ現象です。実際、ウイルスや細菌などの病原体感染が起こると、アポトーシスだけでなく、ネクローシスも誘導されてきます。ネクローシスが起こると、細胞膜が破壊されて、細胞内の核酸や代謝産物が周囲にまき散らされて、周囲に炎症反応が起こります。これは次の章でもう少し詳しく述べますが、この反応によって血液中の白血球が感染組織に入り込んできて、感染局所にさらに炎症反応が進みます。白血球はウイルスに対抗する細胞群なので、白血球が局所に入ってくるということはウイルス排除に都合の良いメカニズムです。つまり、感染細胞が死ぬことによって、炎症が進み、これがウイルス排除につながるのです。これもからだの恒常性維持のメカニズムの一つといえるでしょう。

これに対して、ウイルスのなかには、細胞のアポトーシスを邪魔するメカニズムを持つものがあります。宿主細胞に死なれてしまうと、自分が存続できなくなる可能性があることから、これはウイルス生存のためのメカニズムと思われます。一方、生体側から見ると、アポトーシスが阻害されるとウイルスが生き延びやすくなるのですから、このようなメカニズムは生体の恒常性を脅かす危険なものということになります。

生体は、このようなメカニズムを回避するために、別の形の細胞死のメカニズムも持っています。これは、ちょうどアポトーシスとネクローシスの中間のような死に方なので、ネクロトーシス（necroptosis：necrosis＋apoptosis）とよばれています。ウイルス由来のＤＮＡやＲＮＡが細胞内に入ってきて増えすぎると、アポトーシスのときとは別の細胞死のプログラムが動き始め、これによって細胞膜が破壊されて、細胞の中にある核酸や代謝産物が周囲にまき散らされて、周囲に炎症反応が起こることになります。このためにウイルスに対抗する細胞群（＝白血球）が局所に入ってくるので、抗ウイルス反応が誘導され、生体の恒常性維持のメカニズムの一つとして働くことになります。

このように、ウイルスと細胞は、やっつけた、やられた、だけのおおざっぱな戦いだけでなく、常に、お互いにより複雑で巧妙な戦術を使って、生存のための攻防戦を繰り広げているのです。

## 2-4 抗ウイルス剤が働く仕組み

ウイルスがどのようにして細胞内に入り、感染を広げていくのか、その道筋がわかると、その道筋をせき止めることによって、ウイルスの増殖・拡散を防げるはずです。これが抗ウイルス剤の働く仕組みです。細かくはもっと後の第7章で述べるとして、ここではウイルスの機能発現のおおよその流れと抗ウイルス剤が狙う標的を示しましょう。図2-8も参考にしながらお読みください。

（1）Sタンパク質と宿主細胞のACE2との結合

ウイルスと細胞の最初の接点は、ウイルス粒子上のSタンパク質と宿主細胞のACE2との結合です。この結合を効率的に阻害するのが中和抗体です。Sタンパク質のACE2結合部分を覆う形で結合して、ウイルスと宿主細胞の結合を阻害します。多くの場合、ウイルス感染の自然経過やワクチン接種により中和抗体が体内でできてきますが、中にはあまりできない人もいて、人によっては中和抗体以外のメカニズムで感染を阻害している人もいるようです（たとえば自然免疫だけでウイルスを排除する人や、後で述べるように、獲得免疫の抗体以外のメカニズム、すなわちT細胞だけで

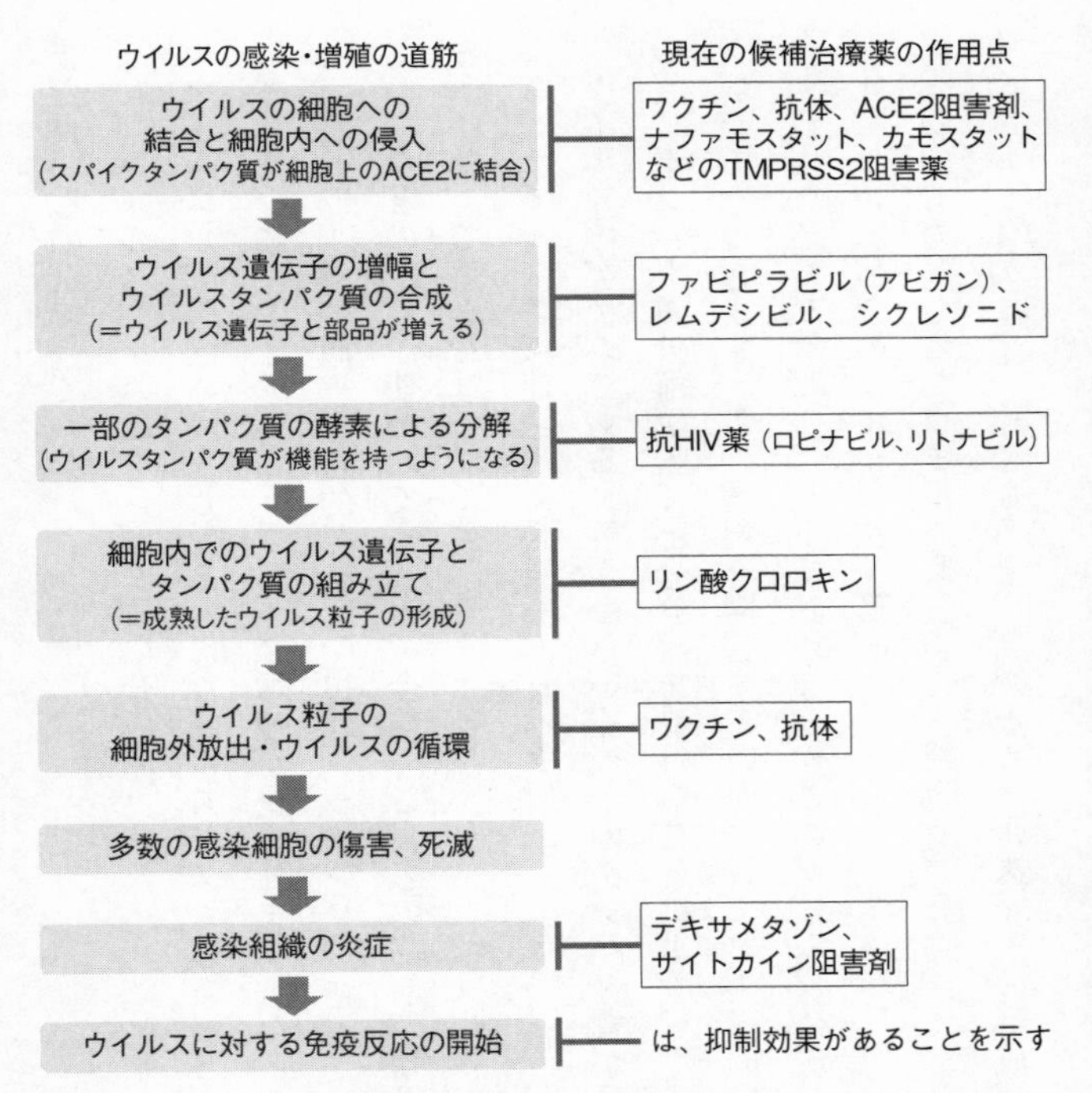


図2-8　ウイルス感染過程と現在使われている治療薬の作用点

もウイルスを排除できる人がいるようです）。最近、ウイルスの宿主細胞への結合を阻害できる人工抗体が遺伝子工学的手法を利用して作製できるようになりつつあり、今後、これがウイルス感染抑制のための有力な武器となる可能性があります。また、宿主細胞のウイルス受容体であるＡＣＥ２のほうに蓋をするような阻害剤も開発されつつありますが、これについてはまだ良いものができていないようです。

（２）ウイルスゲノムとタンパク質の合成

ウイルスが細胞内に侵入したあとにウイルスゲノムの複製とウイルスタンパク質の合成が始まりますが、ここを止めると、ウイルス増殖が止まります。たとえばウイルスのＲＮＡ依存性ＲＮＡポリメラーゼの阻害を目的として、現在、ファビピラビル（アビガン）、レムデシビル、シクレソニドなどの薬剤が使われています。今後、これらの薬剤の効果について、臨床試験の結果が明らかになってくると思われます。

（３）ウイルスの機能発現に必要なタンパク質

ウイルスのゲノムであるＲＮＡからいくつかのタンパク質が翻訳されますが、これらのものは一度、タンパク質分解酵素で部分分解を受けることにより、ウイルスの機能発揮に必要なタンパク質ができてきます。この過程を阻害するのがプロテアーゼ阻害剤です。エイズの治療薬として使われているロピナビル、リトナビルなどがこのグループに属します。

（４）ゴルジ体でのウイルス粒子形成

細胞内で複製されたウイルス遺伝子と、細胞内で合成されたウイルス構造タンパク質が感染細胞のゴルジ体の中で一緒になると、新たなウイルス粒子の形成が始まります。この過程を阻害す

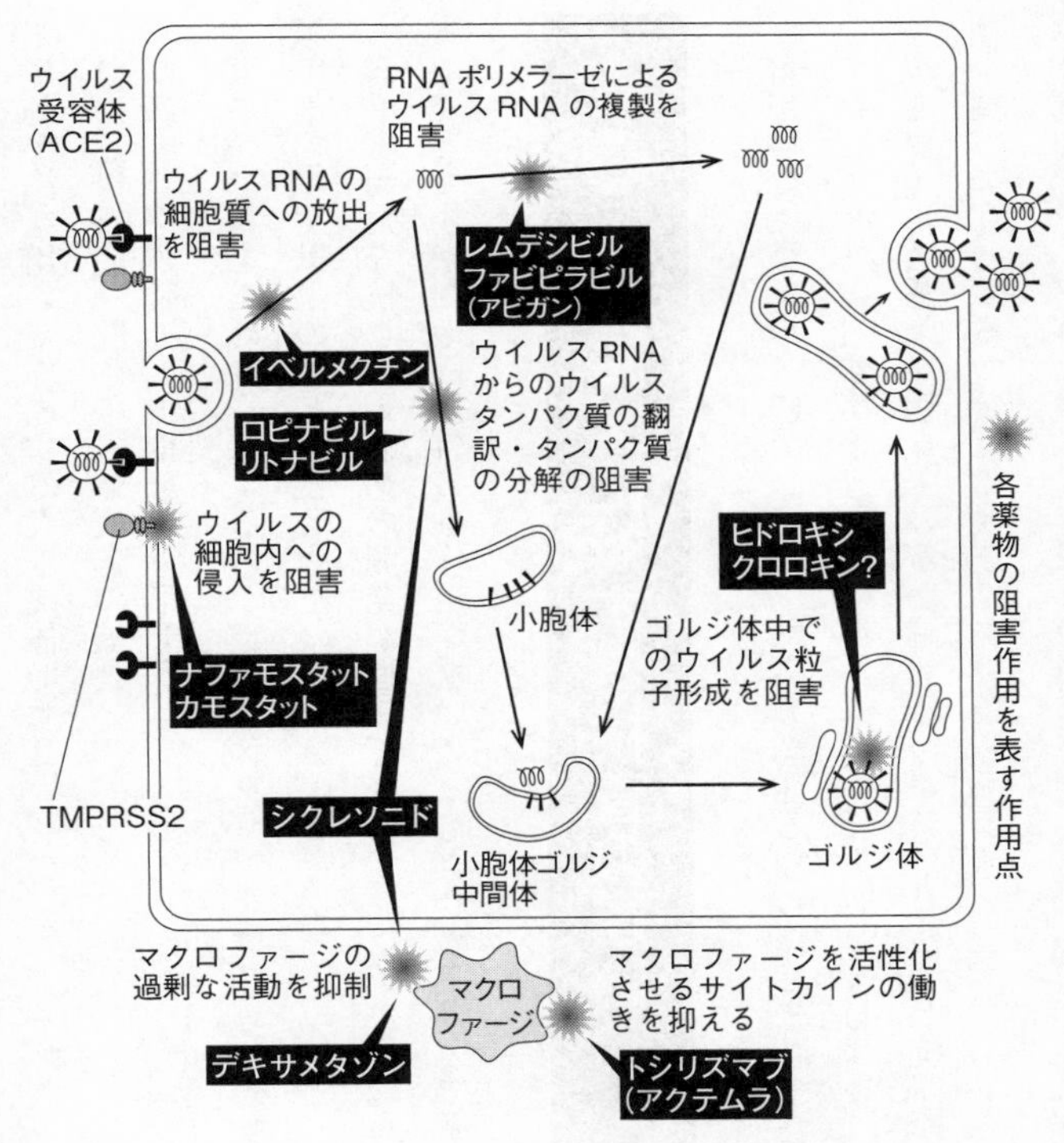


図2-9　新型コロナウイルスに対する治療薬の作用点まとめ

るのがヒドロキシクロロキンです。

（5）ウイルス粒子の細胞外放出

新たにできたウイルス粒子は、細胞外に放出され、周囲や遠隔地の細胞に感染しようとします。この過程を止めるのが、（1）に挙げたワクチンであり、その結果からだの中でできてくる中和抗体、あるいは遺伝子工学的手法を用いて作成する人工抗体です。

（6）感染細胞周囲への炎症反応の拡大

ウイルス感染細胞の周囲では、細胞死そのものやＤＡＭＰの放出によって炎症反応が起こります。この過程を止めようとするのがデキサメタゾンをはじめとする副腎皮質製剤やサイトカイン阻害剤です。以上のことをまとめたのが図２－９です。

現在、新たな抗ウイルス剤の開発が進んでいます。ウイルスの増幅を止めることがもっとも大事なことですが、それ以外の副作用がないこともきわめて重要です。

## 2-5 ウイルスに対する検査の違い

新型コロナウイルスに関しては、感染を調べるためにさまざまな検査が考案されています。ここではウイルスに対する検査とその違いについて説明しましょう。

現在ウイルス感染が起きているか調べるのがＰＣＲ検査と抗原検査であり、一方、過去の感染歴を調べようとするのが抗体検査です（表２－３）。

| 検査の種類 | 調べる対象 | 調べる目的 | 用いる検体 | 感度 | 必要時間 |
|---|---|---|---|---|---|
| PCR検査 | ウイルス遺伝子（増幅して検出） | 現在、感染しているか？ | 鼻やのどの粘液、唾液 | 感染者を正しく陽性と判定するのは約7割（感染初期は陰性のことが多い） | 検査機関で4〜6時間。最近は1時間ぐらいでできる迅速検査も出現 |
| 抗原検査 | ウイルス粒子（粒子上に存在するタンパク質を検出） | 現在、感染しているか？ | 鼻やのどの粘液、唾液 | PCR検査より低いが、抗原量の多い患者の検出には有用 | 医療現場で約30分 |
| 抗体検査 | ウイルスに結合する抗体 | 過去に感染したか？ | 血液 | 感染者を正しく陽性と判定するのは約8割（感染初期は陰性のことが多く、回復後も陰性化することがある） | 医療現場で約30分 |

表2-3　PCR検査、抗原検査、抗体検査の違い

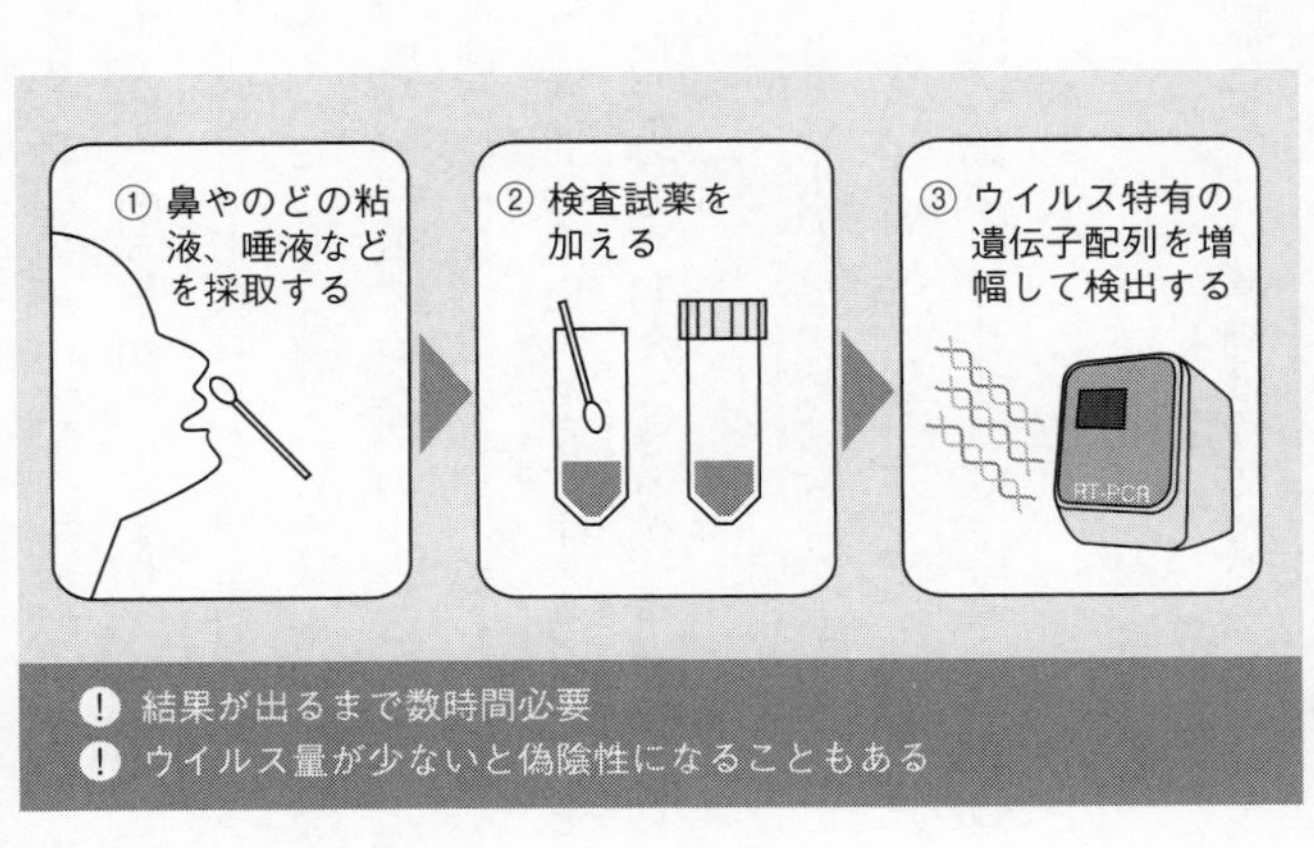


図2-10　PCR検査の概要

ＰＣＲ検査は、採取したサンプルの中から目的の遺伝子配列を増幅することにより、サンプル中のウイルス遺伝子の有無を調べるものです（図２－10）。つまり、今感染しているのか？　ということを直接的に調べる方法です。検査方法としては感度、特異性ともにきわめて高く、診断法としてはもっとも信頼性の高いものです。ただし、新型コロナ感染症の場合、感染してから数日間はからだの中にウイルスはいるのですが、採取する検体の中には十分に出てこないことが多く、その結果、ＰＣＲ検査がなかなか陽性にならないことがあります。つまり、ウイルスが存在しながら検査が陽性にならない数日間の「時間的空白」が存在するのです。そのために、ＰＣＲ検査の場合、ウイルス陽性の人を実際に陽性として判定できる確率は７割ぐらいといわれています。

また、遺伝子増幅という手順があるので、結果を出すのに数時間かかるとともに、遺伝子増幅のための試薬が必要なので、単価が高いという問題点があります（一検体３万円程度）。さらに、日本の場合、ＰＣＲ検査をできる検査機関の数が限られていて、検査試薬を輸入に頼っているために供給に問題があり、検査を受けたいときになかなか希望通りに受けられないという問題があります。

それから、ＰＣＲ検査のもう一つの問題は、この検体におけるウイルス遺伝子の有無を調べていて、感染性（感染する能力）の有無を調べてはいないことです。これまでに、感染後に症状がなくなってもPCR検査陽性が続く例や、感染者の糞便検体がPCR陽性である例が報告されていますが、実際は検体の感染性を調べてみると、検出できないことがほとんどです。つまり、このようなケースでは、ウイルス遺伝子が感染性のない状態で存在している（＝一部、壊れている?）と考えられます。したがって、PCR陽性だからといって、感染性を持つ感染状態であるとは限りません。[章末註3]

このような状況で、PCR検査を国民全体でやるべきとか、地域の住民全体あるいは希望者にやるべきであるという意見がありますが、先に述べたように、PCR検査にはウイルス感染をしていても検査結果が陽性にならない時間的空白があるので、1回だけの検査ではい、おしまいとはなりません。1回陰性でも翌日には陽性になるかもしれないのです。つまり、PCR検査は「陰性証明」にはなりません。また、陽性でも感染性があるとは限りません。このことを考えると、PCR検査を広く薄くやることにはあまり意味がなく、むしろ、必要な人に必要なときに迅速に、そして必要な回数を行うことが大事であり、まずはそのための体制を整えることのほうが大事でしょう。

このPCR検査については、「感度が良すぎるので、程度の軽いウイルス陽性者まで感染者としているのだ、したがってＰＣＲ検査は信用できない、本来の感染者数はもっと少ないはずだ」という意見もあります。しかし、ＰＣＲ検査の精度は非常に高く、新型コロナウイルス感染症以外の疾患を陽性とひっかける可能性はほとんどありません。また、ＰＣＲ検査の感度が高いためにウイルス排出量がきわめて少ない人まで陽性者としているというのはそのとおりですが、のどや唾液にウイルスが検出されるということは、既にウイルスが細胞内に感染していて、そのウイルスが細胞外に出てくるところを検出しているのです。

新型コロナウイルスの大きな特徴は、当初のウイルス排出量が少なくても、時間経過とともに他人にうつすという点です。つまり、感染者が知らないうちに感染を広げてしまうのです。となると、検査の感度が高すぎるという非難はあたりません。この点、参考になるのはベトナムです。ＰＣＲ検査を積極的に行い、感染者が見つかるやすぐに隔離をするという方策をとったおかげで、感染が社会に広がらず、２０２０年9月30日までの死者はわずか35人です。軽症の段階で対応すると重症化にも対応しやすく、結果的に死者の数も抑えられるということです。検査の感度は高くていいのです。後の章でも述べますが、問題は使い方でしょう。

これに対して、抗原検査は、ＰＣＲ検査よりずっと安価で迅速に行うことができます。抗原検査は、ウイルス遺伝子ではなくてウイルス粒子上の抗原（＝タンパク質）を検出するものです。抗

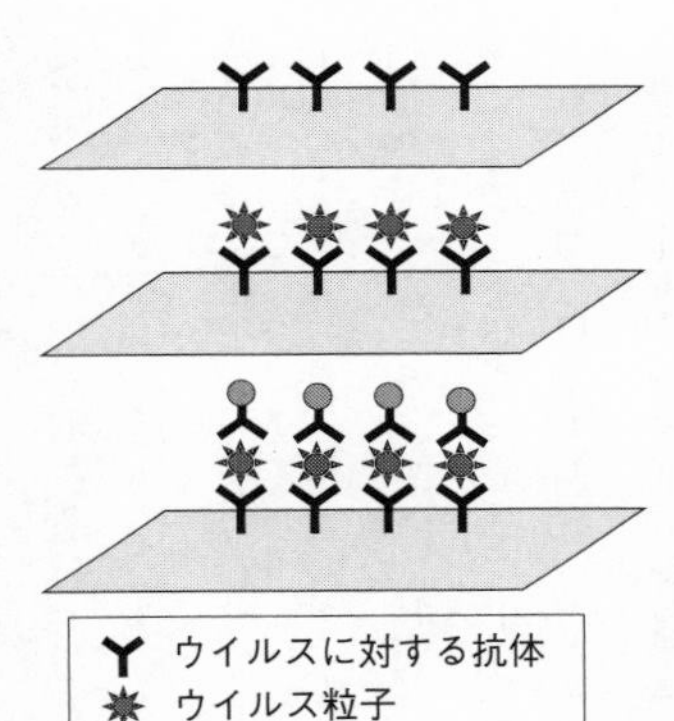


図2-11　抗原検査の概要

原検査の原理を図２-11に示します。まず、プラスチックプレート上にウイルスを結合できる抗体をくっつけて（＝固相化させて）おきます（図のステップ1）。このプレートに検体（のどの拭い液や唾液など）を置くと、検体中のウイルスがプレート上の抗体に結合します（ステップ2）。次に、ウイルスに対する抗体をあらかじめ色素で標識しておき、その標識抗体をプレートに加えると、ウイルス粒子が存在する場所だけに発色反応が起こります（ステップ3）。つまり、このときの発色の有無によってウイルスの存在、非存在を確認することができ、さらに、発色の強さによってウイルス量について定量的に判定することができます。

ＰＣＲ検査は遺伝子を増幅してから検出するので少ないウイルス量でも検出が可能ですが、抗原検査はウイルスタンパク質を増幅せずに、抗体を使って検出することから、ＰＣＲ検査ほどは高感度ではありません。しかし、抗原検査がＰＣＲ検査に比べて優れているのは、迅速にできること、そして安価にできることです。しかも、唾液を検体とする場合には、検査希望者は自分でサンプルをとることができるので、医師や看護師の感染リスクなしにサンプル採取が可能です。たとえば、一つのやり方として、検査ステーションにこのような抗原検査キットを置いておけば、検査を希望するときに行って検査を受け、30分後には結果を聞くことができます。あるいはもっと極端なやり方として、希望者が検査キットを薬局から購入できれば、自分自身で検査ができるようになる可能性もあります。

先に、ＰＣＲ検査では感染していても陰性という結果が出る「時間的空白」があることを指摘しましたが、これは抗原検査でも同じです。しかし、抗原検査は、安価で迅速にできることから、2日おき、3日おき、あるいは1週間おき、というように、検査頻度を上げることにより、体内でウイルス陽性でも検査結果が陽性とならない「時間的空白」を狭められる可能性があります。つまり、検査自体の感度は低くても、やり方によっては検査の目的である正しい答えを得られる可能性を上げることができるのです。

最後に、抗体検査です。通常、ウイルス感染をすると、体内にそのウイルスに対する抗体ができるようになるので、その抗体の有無を調べることにより、過去にウイルス感染をしていたかを確認することができます。ただし、抗体陽性の場合には、必ずしも過去に感染したのではなくて、現在、感染中であるという可能性もあります。また、これは新型コロナウイルス感染症でよく見られるのですが、一度できた抗体の量が時間経過とともに減って、感染回復後に陰性になってしまうこともあります。となると、抗体の有無によって感染歴を確認するということが難しい可能性もあります。つまり、抗体検査にも、ウイルスが体内にいても陰性となる「時間的空白」があります。そのことを他の検査と比較してまとめたのが**図2-12**です。

以上のことを、**表2-4**を使って説明しましょう。感染初期はウイルスが増える時期、感染から10日前後はウイルスと免疫反応との闘いです。免疫が勝つと、ウイルスが排除され、病気は治り、快復します。まず、感染初期はウイルスが増え始める時期なので、十分に増えるまでの間は、ＰＣＲ検査、抗原検査、抗体検査とも陰性のままです。次に、感染から10日ほど経つと、免疫反応が強くなり、ウイルスと免疫との闘いが繰り広げられますが、この時期では、ＰＣＲ検査、抗原検査ともに陽性になり、抗体検査も少しずつ陽性率が高くなってきます。ただし、新型コロナウイルス感染症は、他のウイルス疾患と比べて、抗体の上がり方が遅くて低いようです（これについては後で述べます）。最後に、ウイルスが排除されて、感染から快復すると、ＰＣＲ検査も抗原検査も陰性となりますが、抗体検査は、通常、陽性となり、これがしばらく持続します。

| | 感染初期 | 感染から10日前後 | 治癒・快復後 |
|---|---|---|---|
| 体内のウイルスの状況 | ウイルスが増える | ウイルスと免疫との闘い | ウイルスが消失 |
| PCR検査 | ー〜±<br>(感染直後から5日目まではなかなか陽性にならない) | + | ー |
| 抗原検査 | ー〜±<br>(感染直後から5日目まではなかなか陽性にならない) | + | ー |
| 抗体検査 | ー | ±〜+<br>(他のウイルス疾患に比べると抗体の上がりが悪い) | +<br>(他のウイルス疾患に比べると抗体が早く減少する) |

表2-4　感染経過におけるPCR検査、抗原検査、抗体検査の結果の変化

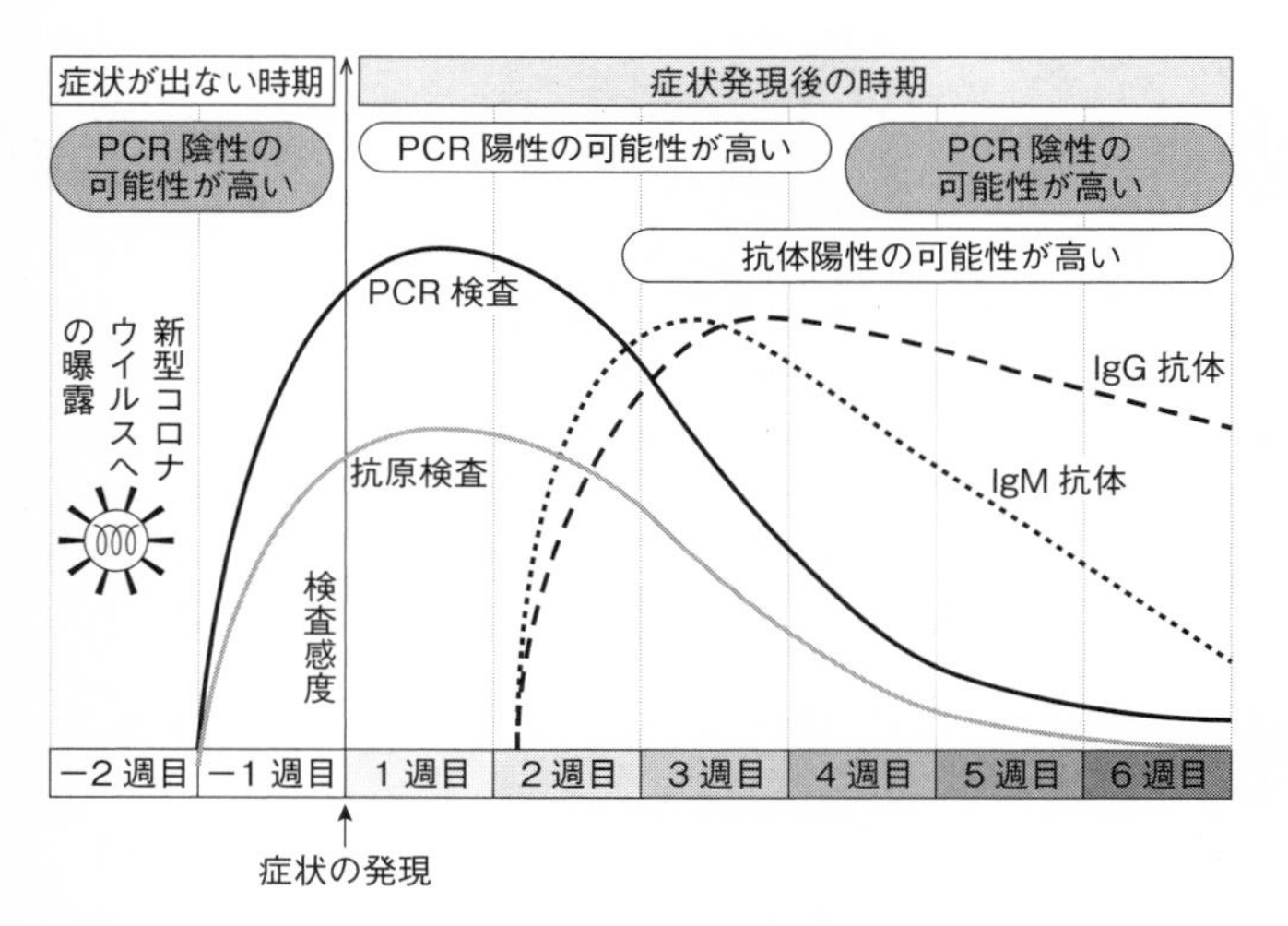


図2-12　新型コロナウイルス感染症の時間経過と検査結果の変化

しかし、新型コロナウイルス感染症では、いったん陽性になった抗体が陰性化することがあるようです。そうであると、抗体が陰性だから感染経験はなかったとはいえなくなります。

註1：プラス鎖ＲＮＡウイルス：ゲノム本体がメッセンジャーＲＮＡ（タンパク質に翻訳されうる塩基配列情報構造を持ったＲＮＡ）として働いて、ウイルスタンパク質を作り出します。ＲＮＡの複製は、ゲノムがコードするＲＮＡ依存性ＲＮＡポリメラーゼを使って、宿主細胞の細胞質内で行われます。コロナウイルス、ノロウイルス、風しんウイルスがこの例にあたります。一方、マイナス鎖ＲＮＡウイルスは、ゲノムＲＮＡを鋳型として相補的ＲＮＡ（＝メッセンジャーＲＮＡ）を作り、これからウイルスタンパク質を作り出します。インフルエンザウイルスがこの例になります。

註2：キロベースとは、核酸の大きさを塩基数で表現する際に慣用的に用いられる単位で、塩基対が１０００個連なったものを意味します。30キロベースとは塩基対が約３万個連なっているということになります。コロナウイルスはＲＮＡウイルスとしてはかなり大きな部類に入ります。

註3：ＰＣＲ検査では感染の有無を判定するために、Ct値というものが用いられます。これは、標的遺伝子の量が設定されたレベルに達するまでに要した増幅の回数を意味します。検体の中のウイルス量が

多ければ少ない増幅回数で検出でき、一方、検体中のウイルス量が少なければ検出可能になるまでの増幅回数が多くなります。新型コロナウイルスの場合、日本では、通常、Ct値が40を閾値として、それ以下の場合に陽性と判断しています。これに対して、台湾などではCt値の閾値として35を用いています。このことから、日本は陽性としなくてもよいほどウイルス量の低い人まで陽性としているのではないか、あるいは、感染していない人まで感染者として計算しているのではないか、という議論がありますす。しかし、Ct値は、ＰＣＲ検査で用いる試薬や機器の性能によっても変わるので、固定値ではなく、国ごとに比較するのは適当ではありません。

※1　https://www.bbc.com/news/uk-scotland-52278716

※2　Thoms M et al, *Science*, 369(6508):1249, 2020.

第3章

# 免疫 vs. ウイルス
# なぜかくも症状に
# 個人差があるのか

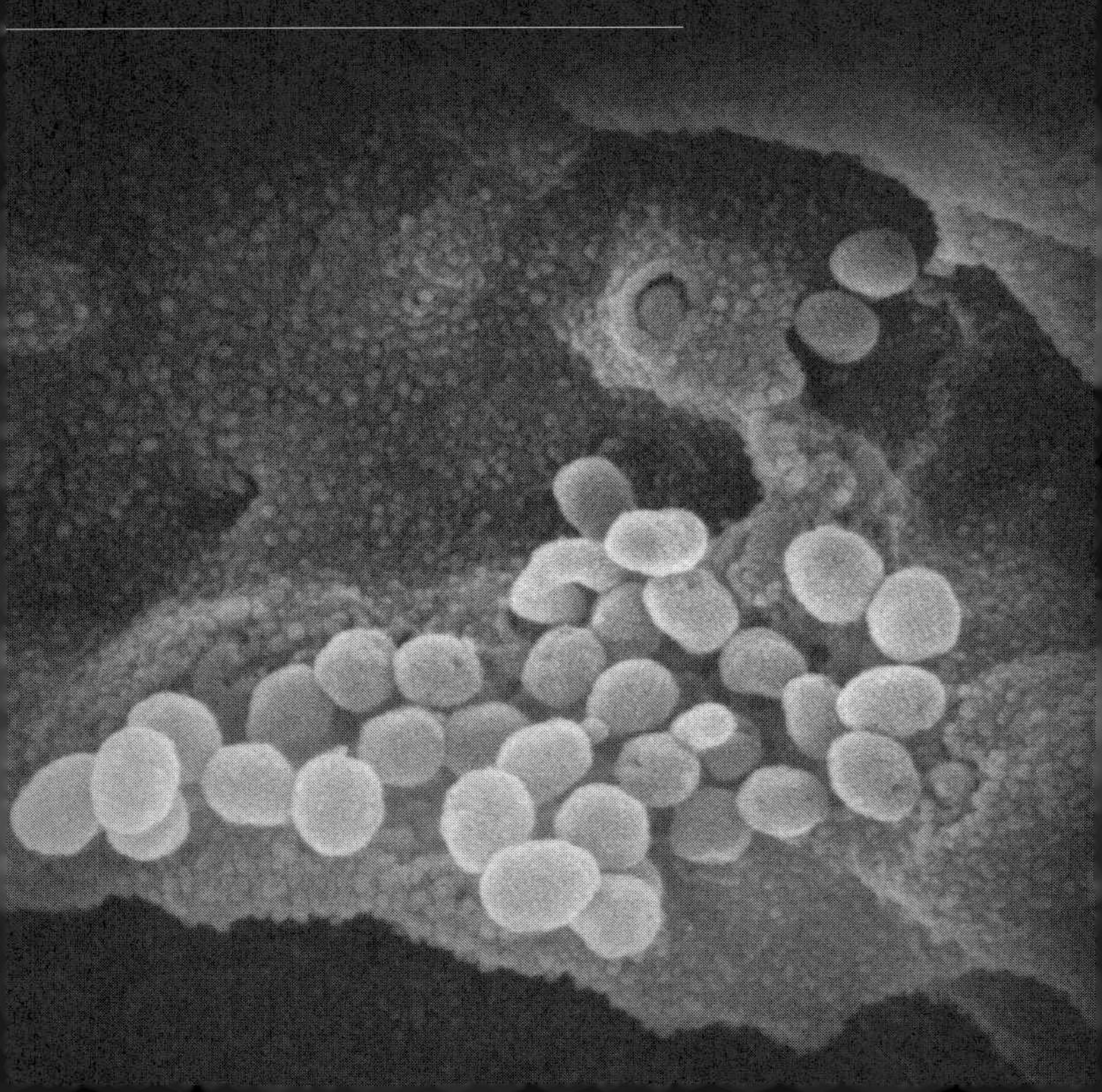

## 3-1 新型コロナウイルスは単なる風邪ウイルスか

この章はやや専門的なところがあります。免疫反応には、きわめて多くの「役者」と関連物質が登場します。そのため、かなりわかりやすく記述したつもりですが、それでも、一般の方々には難しいかもしれません。その場合には、「新型コロナウイルスは非常に個人差の強い反応をひきおこす」ということだけご理解ください。読みにくいところは無視していただいて結構です。

「新型コロナウイルスなんて怖くない、単なる風邪ウイルスだ」「感染者の数も死者もずっとインフルエンザのほうが多い」「なんでこれほど新型コロナウイルス感染症を怖がらないといけないのか」などなど、さまざまな意見が世の中にはあります。確かに、新型コロナウイルスはインフルエンザと一見、よく似た呼吸器症状を引き起こし、感染者一人が他人にうつす数も同程度です（表3-1）。しかし、よく見ると、さまざまな相違点があります。

まず、新型コロナウイルス感染症の場合、感染者の多くは20代以上ですが、インフルエンザでは学童の感染が目立ちます（インフルエンザの場合、以前の感染による免疫が社会にある程度残っているために、大人は比較的なりにくいようです）。また、新型コロナウイルスの場合、その8割以上は順調に

| | 新型コロナウイルス感染症 | インフルエンザ |
|---|---|---|
| 症状 | 呼吸器症状 | 呼吸器症状 |
| 侵される組織 | 主に呼吸器（＋血管、免疫系、神経系？） | 主に呼吸器系 |
| 日本での年間感染者数 | 〜数万人 | 〜1,000万人 |
| 感染者１人がうつす数 | 1.4〜2.5人 | 1.4〜4.0人 |
| 潜伏期間 | 1〜12.5日（多くは5〜6日） | 1〜3日 |
| 日本での致死率 | 0.5〜5％（高齢者で大きく増える） | 〜0.1％ |
| 日本での年間死亡者数 | 1,500人以上？ | 〜3,000人？ |

表3-1　新型コロナウイルス感染症とインフルエンザの違い（日本の場合）

快復するのですが、２割近くが、肺炎が進行してその一部はＩＣＵ（集中治療室）での治療が必要となります。ＩＣＵに入ってからさらに肺炎が進むと、人工呼吸器を装着するようになり、さらにサイトカインストームとよばれる状態になると、血管系や神経系など他の臓器にも症状が及び、致死的状況になります。運よく持ちこたえたとしても、治療が長引き、通常は月単位という長さでＩＣＵにて治療を受けることになります。そして、高齢者の場合はそのまま亡くなる確率がかなり高くなります。60歳以上の人の場合、重症化率、致死率が若年者に比べて数倍から数十倍高くなりますが、この点はインフルエンザと似ています。（図３－１）。

また、若年者でも割合は少ないものの、重症化する人が一定割合いて、なかには強い疲労感や呼吸困

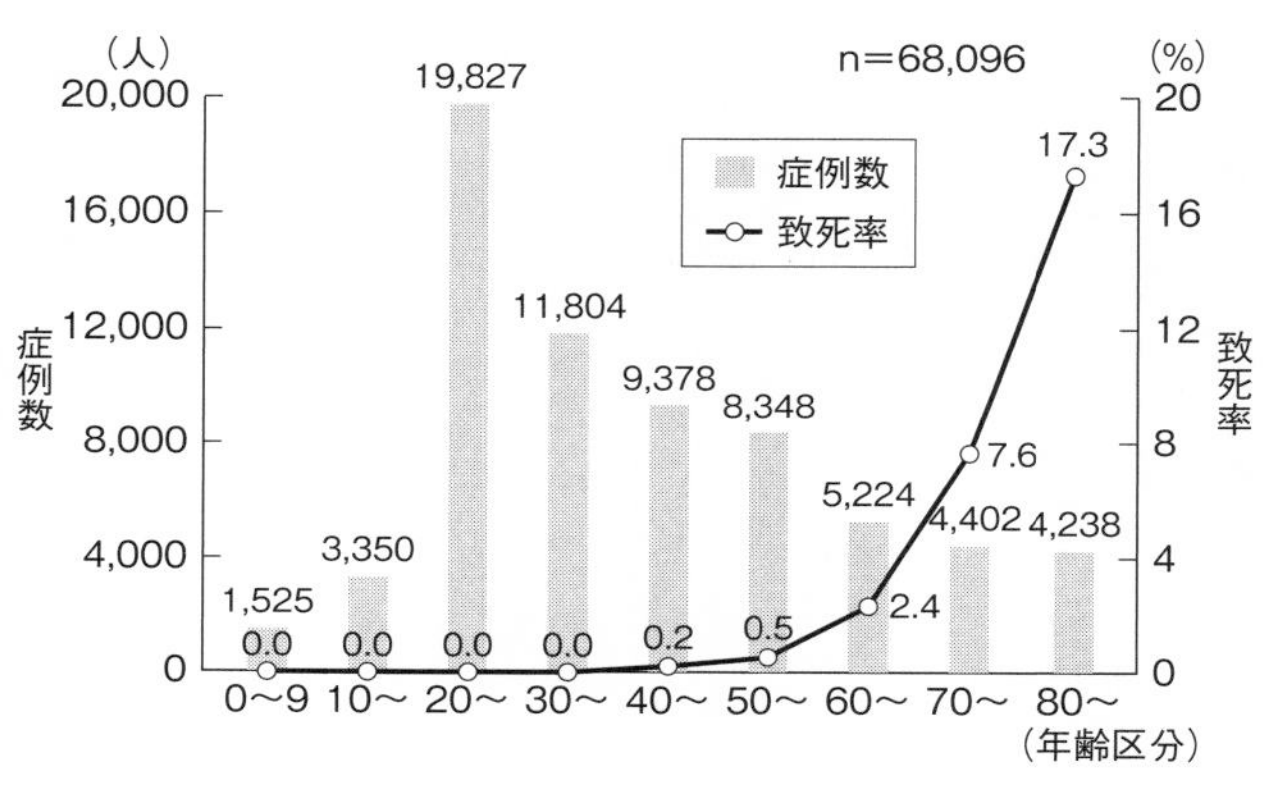


図3-1　各年齢における感染者数と致死率（厚労省：新型コロナウイルス感染症の国内発生動向：2020年９月２日発表）

難感が残り、社会生活に戻れないような大きな後遺症を残す場合がかなり見られます。最近の報告では、新型コロナ感染症から快復したあとも、かなり多くの人に心筋炎や神経症状が残っているようです。脱毛症状がある人もいます。

つまり、8割以上の人が順調に治るという点ではインフルエンザウイルスあるいはその他の風邪ウイルスと変わらないようにも見えるのですが、2割近くが症状が進み、高齢者ではより症状が重くなって死にいたる確率がかなりある、さらに、若年者でも後遺症が残る人がかなりいる、という点では明らかに異なります。

この他に、新型コロナウイルス感染症では、入院が長期にわたるために、医療体制に大きな影響を与え、このためにそれ以外の病気の治療にも大きな影響を与える点も、インフルエンザウイルス感染症とかなり異なります。これは新型コロナ感染症の第一波のときに起きたことですが、大都市では感染者数が急激に増えて、比較的軽症者であっても入院させてしまったためにベッドが埋まってしまうということが起こりました。新型コロナウイルス感染症は法的に指定感染症[章末註1]なので、ウイルス陽性者は原則、入院隔離措置が必要ということになっているのです。このために、軽症者でベッドが埋まり、必然的に重症者用のベッドも足りなくなりました。これに加えて、医師、看護師、医薬品、さらには手袋、マスク、ガウンなどの個人防護衣までが不足して、そのために重症者治療が難しくなるという現象が世界各地で起こりました。いわゆる医療情勢の逼迫です。

特に日本の場合、集中治療室（ＩＣＵ）の数、人工呼吸器の数が欧米先進国に比べて圧倒的に少なく、人口10万人当たりではイタリア（12・５床）、フランス（11・６床）、スペイン（９・７床）、英国（６・６床）に対して、日本は４・３床しかなく[章末註2]、ＩＣＵ専門の医師、看護師の数も不足していました。したがって、感染者が急激に増えて重症者が多くなると、医療従事者、医療設備の不足とも相まって、重症者の治療が困難となり、実際に東京や大阪ではもう少しで医療崩壊という状態になりました。このようなことが起こると、通常の医療までが圧迫されて、コロナ以外の患者さんの治療にも多大な影響が出てきます。予定されていた検査や手術が行えないとか、人々が病院に行くことを敬遠して、初期の病気の発見が遅れるなどという弊害も実際に起きました。これもインフルエンザとは大きく違うことです。

流行の広がり方もかなり違います。インフルエンザのような普通の風邪ウイルスの場合は、通常は、異なる年齢層の人たちの間に一度に大きく広がることはあまりありません。これにはいくつかの理由があります。まず、インフルエンザは感染して症状がすぐ出るために、感染者が仕事や学校を休むことが多く、感染に気付かないうちに他人にうつすということが少ないのですが、新型コロナウイルス感染症では無症状の人が多く、知らないうちに感染を広げることが多いのです。また、インフルエンザは、毎年流行があり、しかも、ワクチン接種を受けている人がかなりいるために、社会の中にある程度の集団免疫ができています。しかし、新型コロナウイルスに対してはほとんどの人が免疫を持たないために、感染が容易に広がります。

ただし、インフルエンザによる年間の死亡者総数は日本では３０００人以上、新型コロナウイルスでは１６００人程度（２０２０年10月12日時点）なので、死者数だけ比べると、現時点では新型コロナウイルスよりも死者数が多いことは明らかです。しかし、インフルエンザの流行で医療崩壊が起こるようなことはありません。

それと、新型コロナウイルス感染症による死者数の問題は、日本の中だけを見ているとわかりに

| 順位 | 疾患名 | 死者数/週 |
|---|---|---|
| 1 | 虚血性心疾患 | 175,727 |
| 2 | 脳梗塞 | 126,014 |
| 3 | 新型コロナウイルス感染症（COVID-19） | 81,570 |
| 4 | 慢性閉塞性肺疾患 | 63,089 |
| 5 | 下気道感染症 | 47,946 |
| 6 | 肺がん | 39,282 |
| 7 | 新生児疾患 | 36,201 |
| 8 | アルツハイマーを含む認知症 | 31,217 |
| 9 | 糖尿病 | 29,830 |
| 10 | 下痢性疾患 | 29,509 |

表3-2　保健指標評価研究所（IHME）による2021年１月までの世界における死因別順位の予測

くいのですが、世界的には大きな問題となっています。表３－２は、保健指標評価研究所という国際的な機関が出している世界の主要死因トップ10を示したものです。[※1]２０２１年１月までの結果を推測したものです。COVID-19は、虚血性心疾患、脳梗塞に次いで、世界第3位の死因となっています。一方、インフルエンザは第5位の下気道感染症に含まれ、全世界的には新型コロナウイルス感染症よりもかなり死者数が少なくなっています。

以上、新型コロナウイルス感染症はインフルエンザとはかなり違う感染症であると思われます。

## 3-2 二段構えの防御機構——自然免疫と獲得免疫

では、からだにウイルスが入ってきたときに、われわれのからだはそれをどのように感知して、どのような反応を起こすのでしょうか？　これについては、私の前著ブルーバックス『免疫力を強くする——最新科学が語るワクチンと免疫のしくみ』に詳しく述べていますので、ここではそれをかいつまんで説明しましょう。まず、私たちの身の回りには種々の病原体が存在しますが、私たちのからだには、病原体の侵入・拡散を防ぐさまざまな仕組みが存在します。したがって、簡単には感染症にかかりません。

どのような仕組みかというと、それは巧妙にできた二段構えの防御体制です（図3-2）。一段目が「自然免疫」、二段目が「獲得免疫」という二つの防御機構です。一段目の「自然免疫」は、お城でいえば、城門であり、入り口を守る番兵さんです。二段目の「獲得免疫」は、いわば本丸を守るお侍さんたちです。まず、一段目です。お城の中に病原体が侵入しようとすると、城門や塀で阻まれます。城門のところでは番兵にあたる「食細胞」（白血球の一種）が待っていて、病原体を見つけ次第、退治しようとします。この仕組みは、からだに自然に備わっているものな

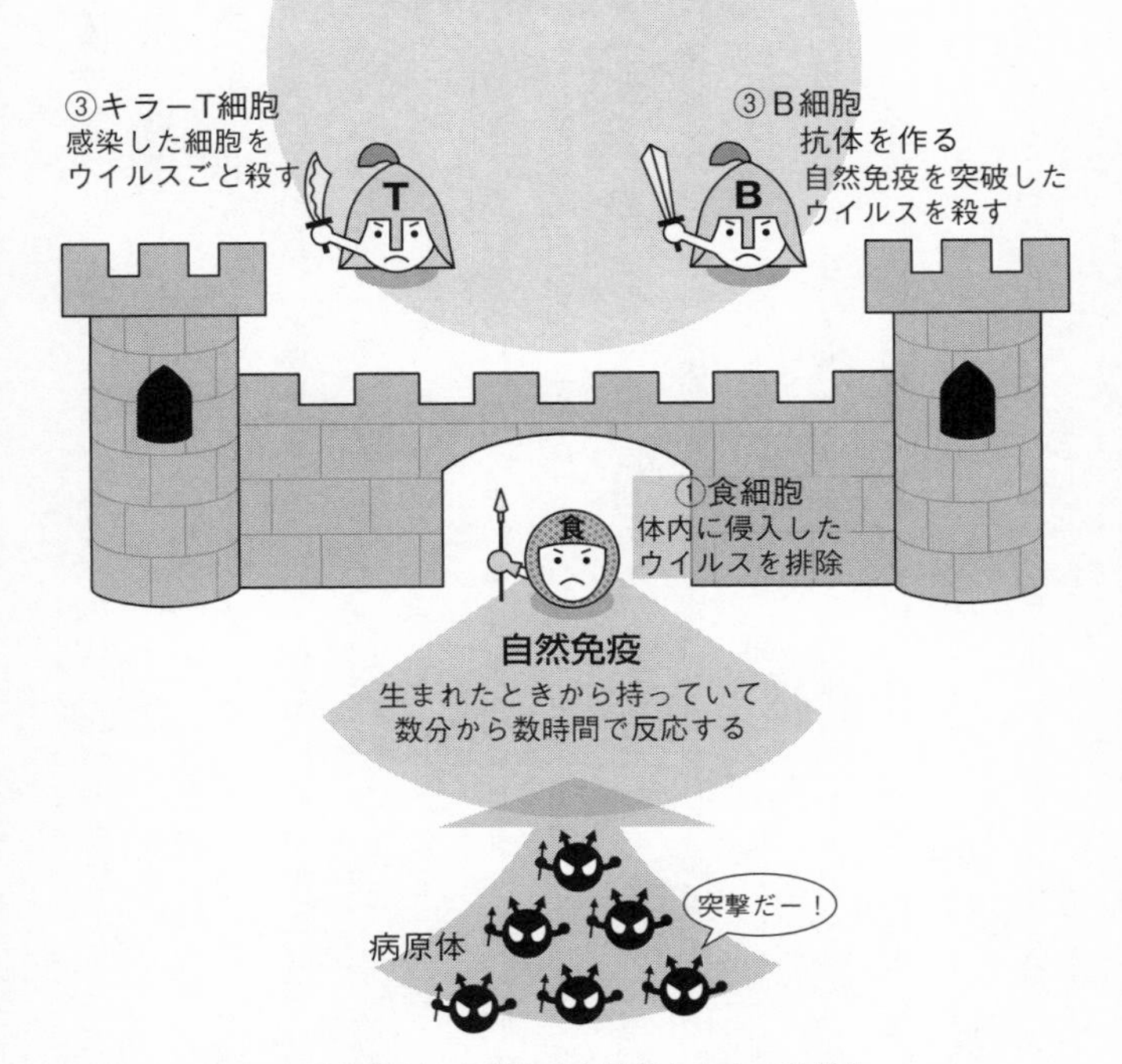


図3-2　からだの防御体制は自然免疫と獲得免疫の二段構え

ので、「自然免疫機構」とよばれます。この機構は、われわれが生まれたときから存在し、敵が侵入するや否や、すぐに働きます。

これをからだの構造と関係づけてもう少し詳しく説明しましょう。からだの表面には「物理的バリアー」として皮膚表面の角質、気道や腸管の内側の粘液、口の中の唾液、目の表面を覆う涙などがあります。これらの物理的バリアーが存在する部位では、殺菌性の化学物質が多く作られていて、「化学的バリアー」として働き、病原体をやっつけてくれます。

万が一、これらのバリアーだけでは病原体の勢いをくい止められないと、病原体の侵入組織にもともと棲み着いている種々の白血球（マクロファージや樹状細胞など）が病原体に対して殺菌性物質を放出し、病原体を食べます。それでも病原体の勢いが止まらないと、次には、血管を介して新たに白血球（特に好中球や単球）が病原体の周囲に動員されてきて、病原体の働きをくい止めようとします。これが白血球による防衛反応、すなわち「細胞性バリアー①」です。

以上のような物理的バリアー、化学的バリアー、そして細胞性バリアー①の全体をあわせて、「自然免疫機構」といいます。病原体の侵入によって誘導されるのではなく、健康な人にはもともと備わっている仕組みです（図3-3）。病原体がからだに入ってくると、最初に働くのがこの機構で、敵の侵入に対して早く働きます（分から時間単位）。ただし、早く反応するのはいいの

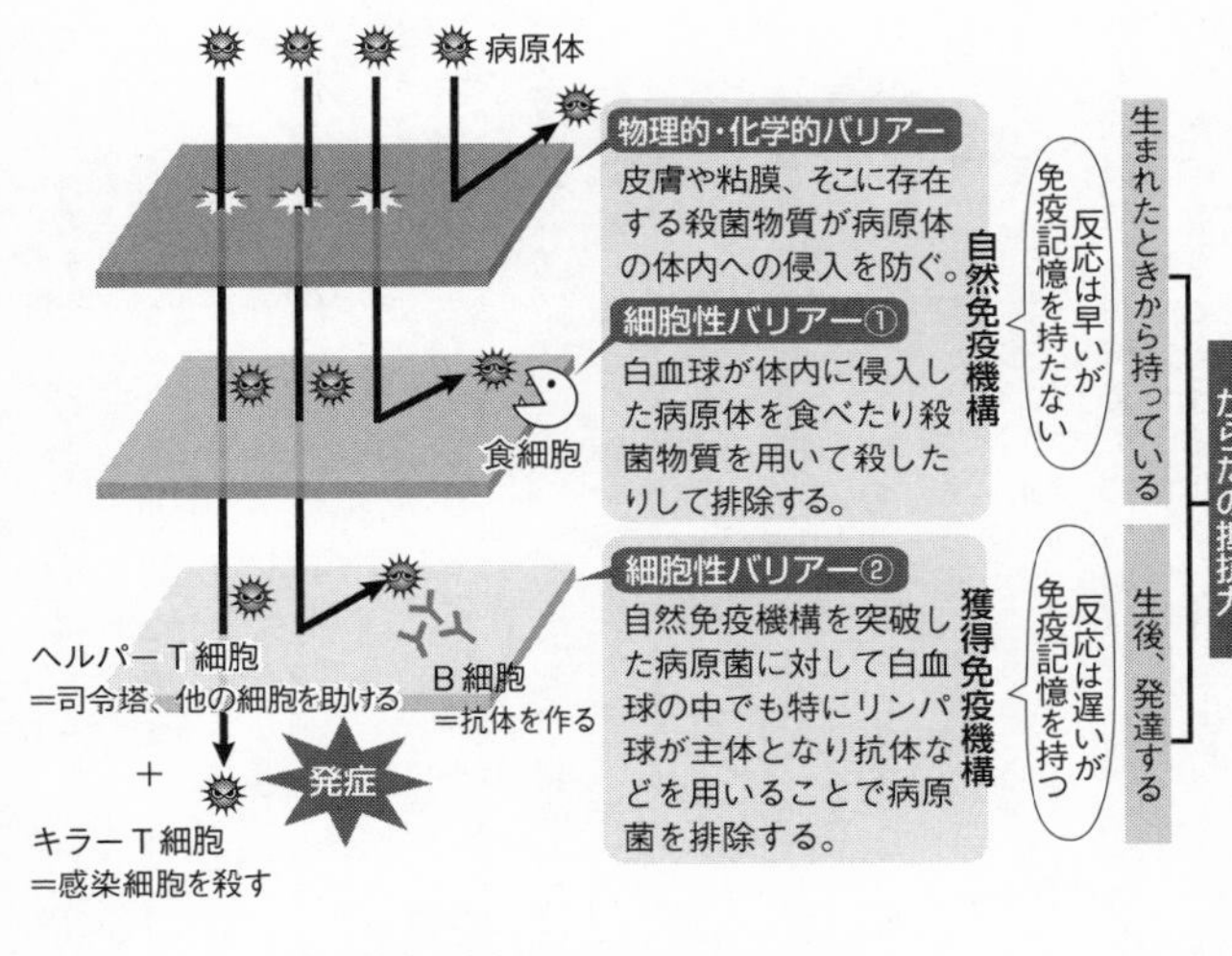


図3-3　からだの抵抗力と自然免疫と獲得免疫の関係

ですが、一度入ってきた病原体をよくは覚えておらず、同じ病原体がふたたび入ってきても、前と同じような反応をする（あまり教育効果がない）のです。つまり、免疫の仕組みとしては、すぐに働いてくれる優れものなのですが、教育効果がなくて、これまではやや原始的な仕組みと思われてきました。でも、実は自然免疫は獲得免疫が働きすぎないようにコントロールする役割もあるようで、原始的どころか、なかなか賢い仕組みです。そして、これも後で触れますが、この仕組みは訓練すると強くなり、「訓練免疫」という概念が最近新しくできています。

自然免疫機構に加えて、われわれのから

だにはもう一つ「獲得免疫機構」という仕組みがあります。生後に、感染経験とともに発達する免疫の仕組みです。白血球の一種であるリンパ球が主役です。図3－3では「細胞性バリアー②」として示しています。自然免疫を突破して体内に侵入してきた病原体に対して対抗する役割を持ち、病原体の侵入によりその働きが強くなります。前述した自然免疫とは違い、獲得免疫には教育効果があるのです。

それは、リンパ球が「記憶」を持つようになるからです。病原体が自然免疫のバリアーを越えて獲得免疫の領域に入ってくると、記憶を持つリンパ球はその病原体により活性化（＝刺激）され、B細胞の場合、抗体を作ります。それからまた時間を置いて同じ病原体が侵入してきたとします。すると、B細胞は以前出会った病原体を覚えていて、前より強く働き、より多くの抗体を作って病原体を追い出そうとします。一度会った敵に再び出会うと、前より強い攻撃能力を示すのです。一方、その他の病原体に対する攻撃能力は変わっていません。T細胞にも同様に「記憶」があります。この現象を「免疫記憶」といいます。リンパ球が持つ特殊な能力です。

リンパ球には主にT細胞とB細胞の2種類があります。T細胞はさらにヘルパーT細胞とキラーT細胞に分かれます。ヘルパーT細胞は獲得免疫機構における司令官に相当し、ウイルスの侵入を感知すると、B細胞に指令を出して、抗体を作らせます。さらにヘルパーT細胞は自分の兄弟であるキラーT細胞にも指令を出して、キラーT細胞を活性化させます。抗体は血液や体液中に存在するウイルスを殺し、一方、キラーT細胞はウイルスに感染した細胞を殺すので、両者が働くことで、からだからウイルスが排除されることになるのです（図３－２、図３－３）。

## ３－３　自然免疫と獲得免疫とでは相手を認識する仕方が異なる

自然免疫と獲得免疫では、関与する細胞の種類が大きく違いますが、それ以外にも大きな違いがあります。それが相手を認識する仕方です（図３－４）。

### ３－３－１　自然免疫の異物認識の仕方

自然免疫に関わる細胞は、「異物センサー」と総称されるタンパク質を「アンテナ」として用います。これは、異物を大まかに認識するアンテナで、ＤＮＡウイルスだなとか、ＲＮＡウイルスだなとか、細菌だなとか、相手を大まかにパターン認識します。代表的なものとしてＴＬＲ、ＣＬＲ、ＮＬＲ、ＲＬＲ、ｃＧＡＳなどとよばれる一群のタンパク質があり、細胞膜表面や細胞

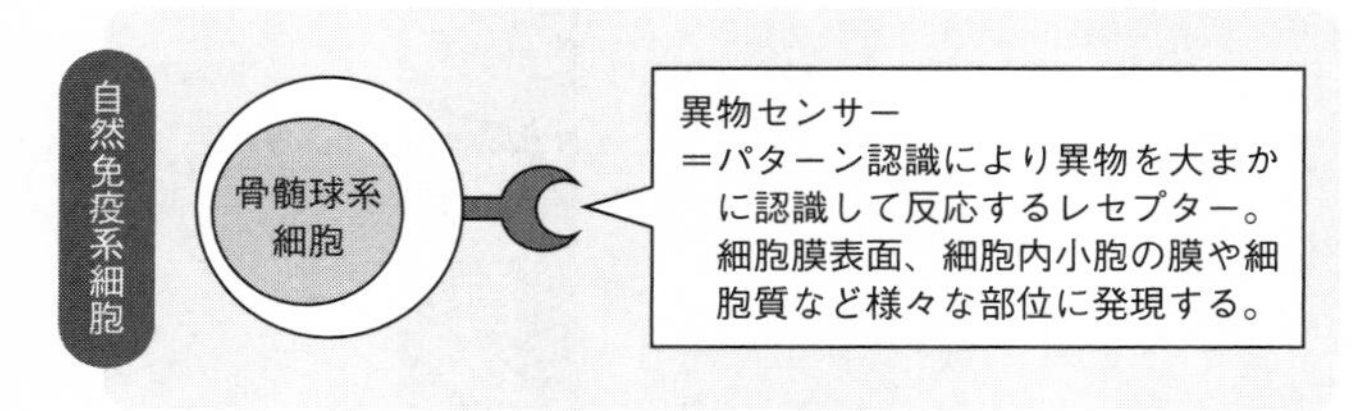


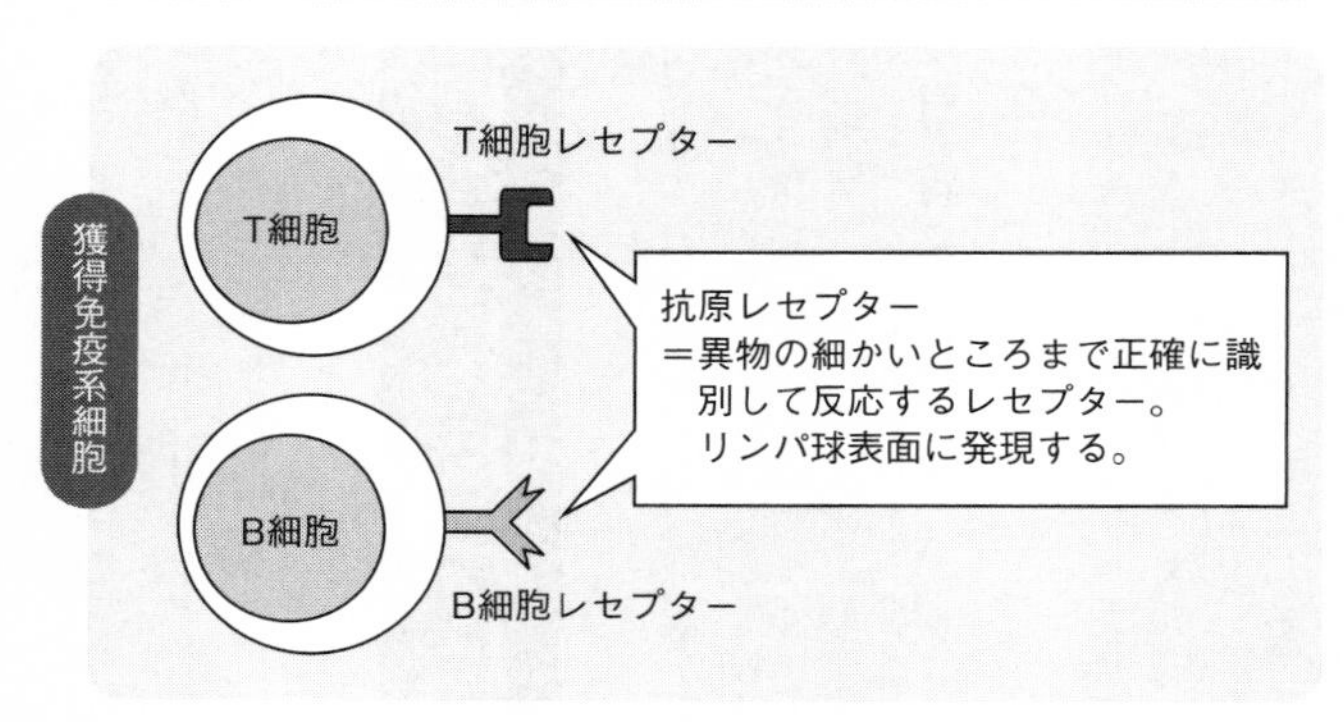


図3-4　自然免疫と獲得免疫による異物認識の仕方

内小胞の膜や細胞質などさまざまなところに発現しています（表3-3）。後でも述べますが、新型コロナウイルスの認識には、TLRの一つのTLR7とともに、RLRのRIG-IとMDA5が「異物センサー」として重要です。

自然免疫系の「異物センサー」の特徴は、病原体だけでなく、自分のからだの壊れた成分まで認識できることです。たとえば、自分の細胞が壊れたときに放出される一部のタンパク質や脂肪酸を認識して、自然免疫系細胞は種々の炎症性サイトカインを産生・放出します。つまり、

| 異物センサー | 代表的なメンバー | 局在 | 認識する相手 |
|---|---|---|---|
| TLR | TLR1, 2, 3, 4...など約10種類 | 細胞膜あるいは小胞体膜 | 細菌、ウイルスなどの種々の構成成分 |
| CLR | Dectin-1, -2, Mincleなど約20種類 | 細胞膜 | 真菌の細胞壁構成成分 |
| NLR | NOD1, 2, NLRP1, 2, 3など約20種類 | 細胞質 | 細菌、ウイルスなどの種々の構成成分 |
| RLR | RIG-I, MDA5など数種類 | 細胞質 | ウイルスRNA |
| cGAS | cGASのみ | 細胞質 | 2本鎖DNA |

表3-3　自然免疫における種々の異物センサー一覧

「異物センサー」は、病原体のような外部からの危険信号だけでなく、細胞が壊れたときに放出される物質や組織に沈着する物質なども、危険信号として感知できるのです。

自然免疫系の「異物センサー」は、大きく分けて2つのパターンを認識します。一つは、病原体由来の分子パターンPAMP（pathogen-associated molecular pattern：病原体関連分子パターン）であり、もう一つは、先に述べた、自分の細胞が壊れたときに放出される分子パターンDAMP（damage-associated molecular pattern：傷害関連分子パターン）です。

これらDAMPやPAMPは、ワクチンの効果にも重要な働きをしています。ワクチンが十分な免疫効果を発揮するためには、自然免疫機

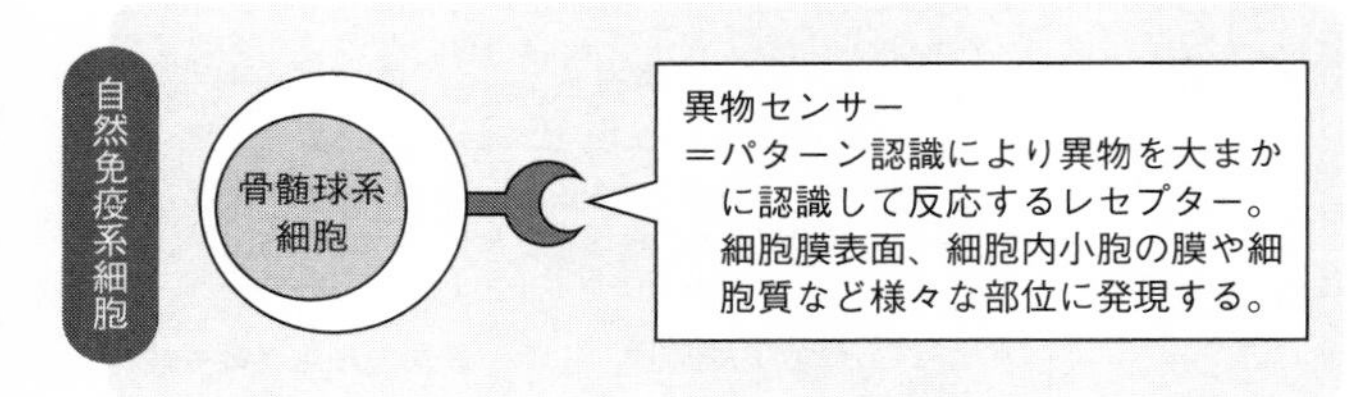


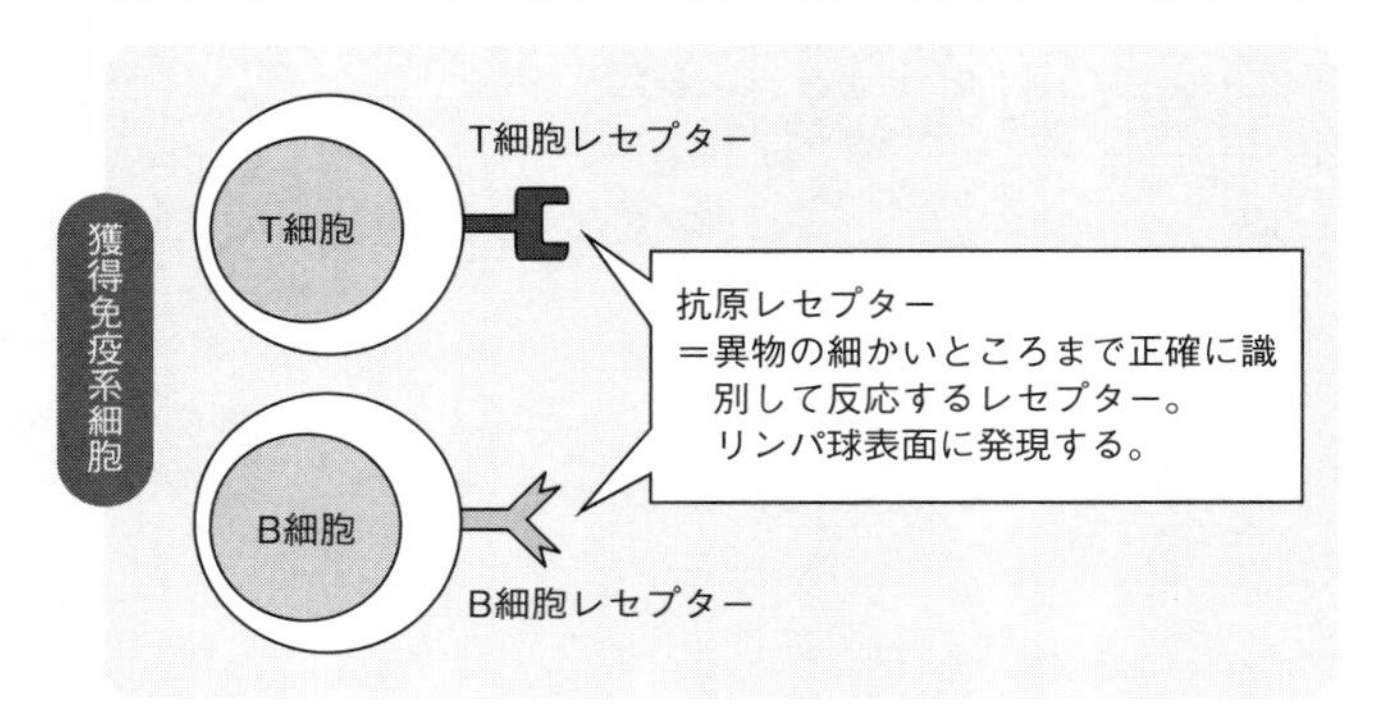


図3-4　再掲

構をまず活性化する必要があります。この役割を担うのが、多くのワクチンが含む「アジュバント（免疫増強物質）」です。たとえば、アジュバントの一つであるアルミニウム塩は、白血球に働いてＤＮＡを放出させ、放出されたＤＮＡが、ＤＡＭＰとして働くことで異物センサーを刺激し、炎症性サイトカインが作られるようになります。また、ＢＣＧ[章末註3]や結核菌の菌体成分もよくアジュバントとして使われます。どちらも、それ自身がＰＡＭＰとして働くとともに、局所の細胞を刺激してＤＡＭＰを作り出します。

このように、ワクチンが良い効果を発揮するためには、まずは自然免疫の活性化が重要であり、特にPAMPとDAMPが異物センサーを刺激することにより自然免疫が活性化を受けます。これが次に述べる獲得免疫を円滑に動かすために必要なのです。

### 3-3-2　獲得免疫系細胞の異物の認識の仕方

自然免疫系の細胞とは異なり、獲得免疫系を構成する細胞は、「抗原レセプター」という「超高性能アンテナ」を用いて異物認識をします。同じウイルスでも、新型コロナウイルスかインフルエンザウイルスかを識別するだけでなく、コロナウイルスの細かい種類まで識別することができるのです。

T細胞、B細胞は、細胞表面にそれぞれT細胞レセプター、B細胞レセプターとよばれる「抗原レセプター」を持っています（図3-4）。抗原レセプターは、世の中に存在する抗原に対応する構造（タンパク質）を持ちます。一人の人が持つ抗原レセプターは非常に多様で、何十万種類もあります。ただし、一つのリンパ球に発現する抗原レセプターは1種類のみです。そして、一つの細胞上に少なくとも数万本の同一のアンテナが立っています。つまり、一つのリンパ球は1種類の抗原しか認識できませんが、免疫系全体としては何十万種類ものリンパ球が存在するので、

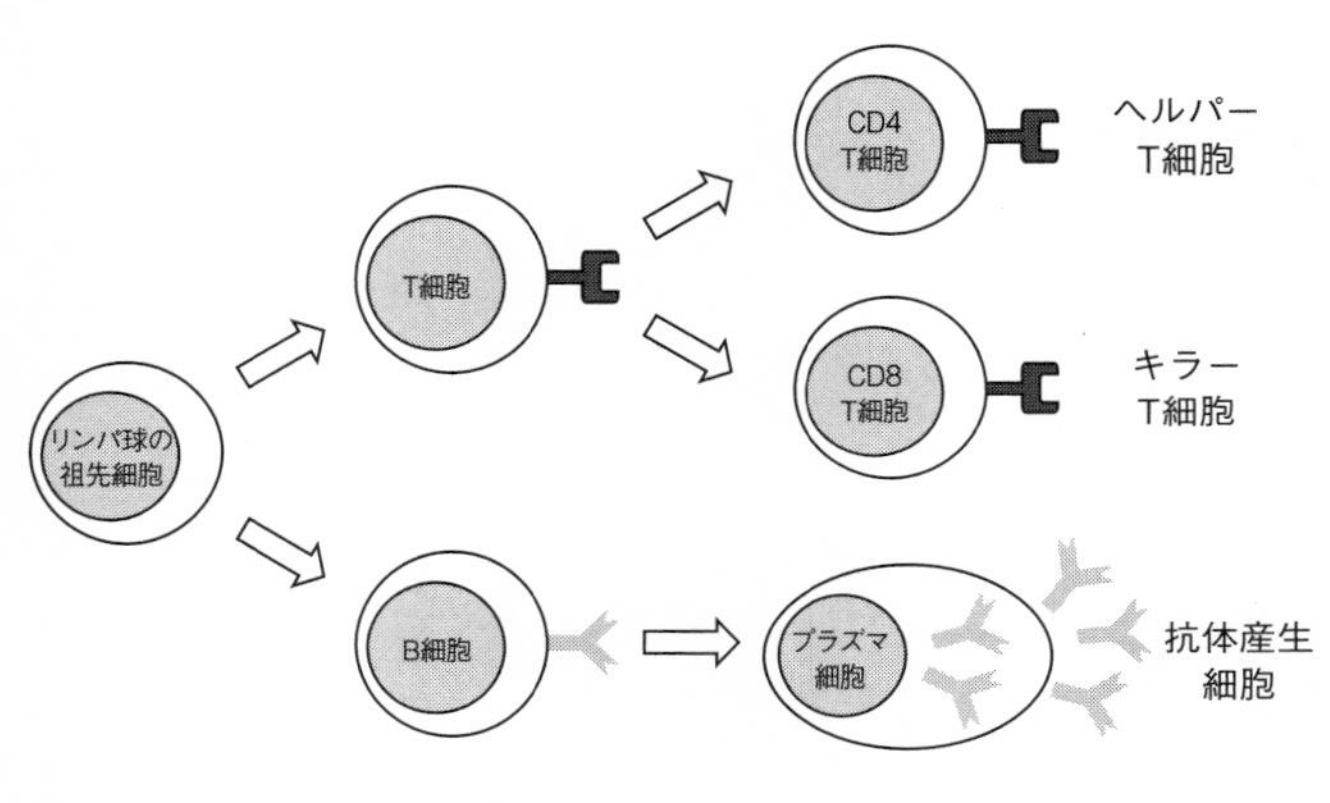

図3-5　T細胞、B細胞の分化図

われわれのからだはあわせて何十万種類もの抗原を認識できるのです。

3—2でも述べたように、リンパ球は主にT細胞とB細胞からなります（図3-5）。T細胞は、細胞表面に発現する分子の違いによって、さらにCD4タイプのものとCD8タイプのものに分かれます（CDとは細胞表面に存在する構造で、数が多いので番号を付けて区別することになっています。詳細は章末註4をご参照ください）。

CD4 T細胞の大部分は、他のリンパ球を助ける役目を持っているので、ヘルパーT細胞ともよばれます。実は、これが前述したヘルパーT細胞です。CD8 T細胞は、ウイルス感染時にはヘルパーT細胞の助けを受けてキラーT細胞に分化し、ウイルス感染細胞を殺すようになります。一方、B細胞は刺激を受けると、プラズマ細胞という名前の細胞に変化して、抗体を作るようになります。

新型コロナウイルス検査では、「抗原検査」と「抗体検査」という言葉がよく出てきますので、ここでもう少し「抗原」と「抗体」について説明します。「抗原」とは、われわれの免疫系が認識する「目印」のことです。その目印に選択的に結合するのが「抗体」です。たとえば、ウイルスの表面や内部には「抗原」となりうる多種類のタンパク質が存在します（つまり一つの病原体には多数の「抗原」が存在していて、抗原は1種類ではありません）。

たとえば、新型コロナウイルス粒子上のスパイクタンパク質の上だけ見ても、何種類もの「抗原」が存在します。一方、このような「抗原」に対して作られるのが「抗体」です。「抗体」はわれわれのからだが「抗原」に反応して作るタンパク質で、免疫グロブリンともよばれます。先に説明したように、B細胞の表面には「抗原レセプター」があり、そこに強く「抗原」が結合すると、B細胞が刺激を受けて増殖を始めます。すると、B細胞はプラズマ細胞に分化して細胞内で「抗体」を作り始め、やがてそれを細胞外に放出します。これが血液中で免疫グロブリンとして検出される「抗体」です（図３-５）。「抗体」の形は「抗原レセプター」と同じなので、「抗原」には抗体が結合し、病原体の場合には不活化あるいは死滅することになります。

コロナウイルス感染を例にとると、「抗原検査」でウイルス（＝抗原）が存在するかどうかがわかり、「抗体検査」では入ってきたウイルスに対して、獲得免役、特にB細胞が反応して抗体を作ったかどうかがわかるということになります。

### 3-3-3　リンパ球と二度なしの原理（免疫記憶）

通常、抗原が初めて入ってきてから十分な抗体量ができるまでには数日かかります（だから風邪をひくと、治るまでに数日かかるのです）。体内にいる抗原特異的なリンパ球の数が初めは少ししかないために、それが必要な数まで増えるのに数日かかるのです。しかし、二度目の抗原侵入のときは、この状況は大きく変わり、反応できるリンパ球は急激に増えます。しかも増えたリンパ球は前に自分が反応した相手を覚えています。したがって、ウイルスが一度目に感染したときには、多くの場合、うまく防御できずに病気を発症しますが、これが治って、二度目に同じウイルスが入ってきたときには、からだが準備状態となっているので、あっという間に免疫反応が起こり、抗体ができ、キラーT細胞が働きます。したがって、二度目の感染の際には、病気が起きる前にウイルスが排除されるか、あるいは病気が起きても軽く済むということになります。これが「免疫記憶」とよばれる現象です。

最後に、自然免疫系と獲得免疫系を対比しながら、再度、頭の中の整理を図りましょう（表3

| | 自然免疫系 | 獲得免疫系 |
|---|---|---|
| 主に関与する細胞 | 食細胞（マクロファージ、樹状細胞、好中球、NK細胞etc）、体中の細胞 | 主にリンパ球 |
| 用いられるアンテナ | パターン認識レセプター | T細胞レセプター<br>B細胞レセプター |
| アンテナの特異性 | ゆるい（大まかな認識） | 非常に高い |
| 反応開始速度 | 早い（数分〜数時間） | 遅い（数日） |
| 記憶 | ない（と言われていたが、訓練すると強くなる＝訓練免疫とよばれる現象） | あり（二度目以降の反応の時は最初に比べて強い） |

表3-4　自然免疫系と獲得免疫系の違い（まとめ）

－４）。まず、関与する細胞が違います。そして、必ず働く順番があって、異物侵入の際にはまず自然免疫系が先に働き出します。からだ中のほとんどの細胞が「パターン認識レセプター」とよばれる異物センサーを持っています。異物センサーは全身にくまなく存在し、異物と出会う機会が多いために、自然免疫が先に動き出すのです。これらの異物センサーは、侵入者の外観を見て「自分とは違うな」というような大まかなパターン認識をして、食細胞が異物を食べたり、殺菌したりして、異物を排除しようとします。排除に成功すれば、反応はそれで終わりです。その場合には、次の段階である獲得免疫は動きません。たとえば、新型コロナウイルス感染では、自然免疫でウイルスを排除できれば、抗体は作られません。

これまで、自然免疫は異物に出会ったことは覚えておらず、いわゆる「免疫記憶」という現象は示さないと説明してきました。しかし、最近は、自然免疫系は異物にさらされて「訓練」されると強くなることがわかっています。この強くなった反応のことを「訓練免疫」(trained immunity) ということがあります。食細胞の働きが訓練、強化されるのです。

一方、自然免疫だけで異物排除ができなかった場合には、獲得免疫系が動き出して、リンパ球による抗原特異的な反応が始まります。具体的には、抗原がリンパ球上の抗原レセプターを刺激して、リンパ球による、抗原に対するピンポイント的な正確な防御反応が見られるようになるのです。ただし、この反応には数日が必要で、抗原が排除されるまで続きます。そして獲得免疫系は一度認識した抗原を覚えているという免疫記憶を持っています。

## 3-4 自然免疫と獲得免疫をつなぐ種々のサイトカイン

二段構えのからだの仕組みは、必ず、初めに自然免疫が働き、次に獲得免疫が始まります。原則として逆の順番はありません。自然免疫がうまく働くと、獲得免疫が働きやすい条件が整い、二段目の獲得免疫がよく動くようになるのです。これはどうしてなのでしょうか。

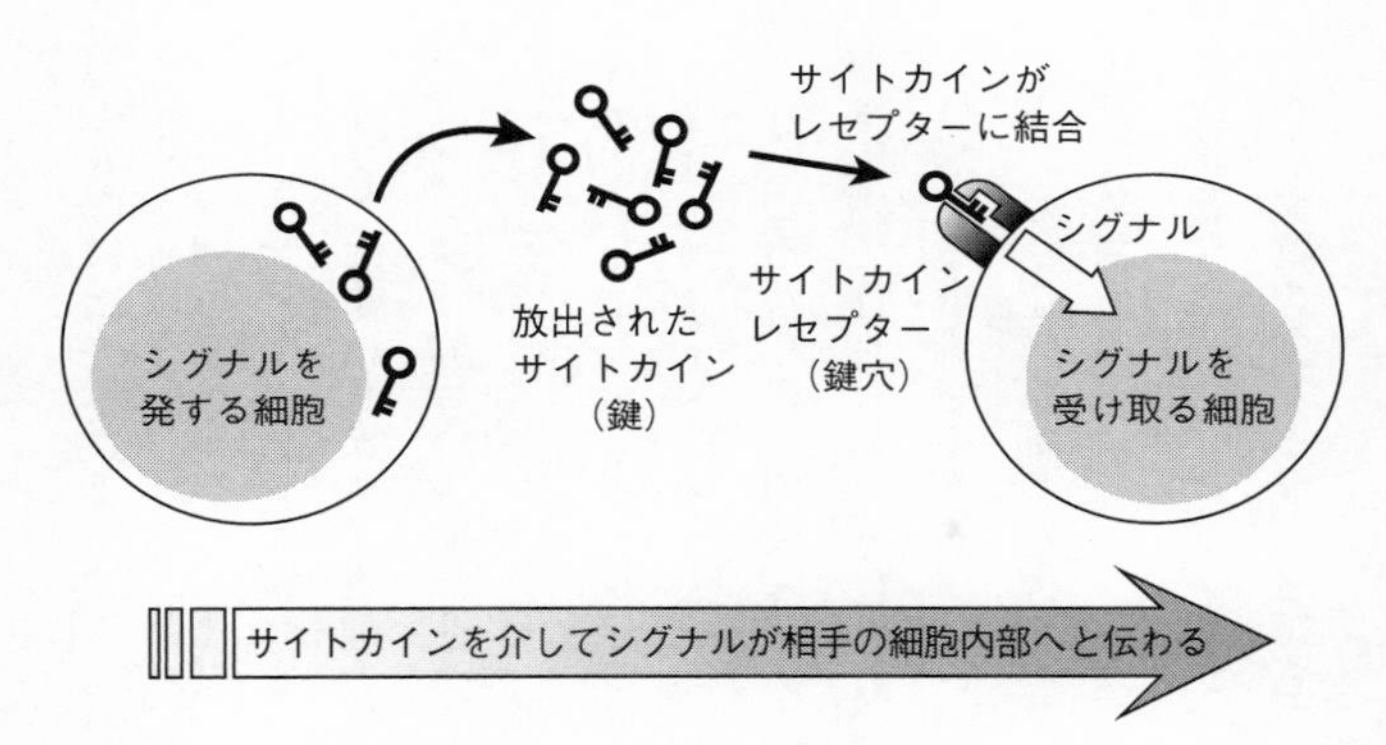


図3-6　サイトカインの働き方

病原体が侵入する皮膚や気道の粘膜には食細胞がたくさんいるので、当然、この細胞が真っ先に侵入してきた病原体に働き、細胞内に取り込んで（＝食べて）、殺菌しようとします。食細胞は同時に、周囲の細胞に対する警報役として働き、サイトカインとよばれる可溶性タンパク質を作り、放出します。

サイトカインは、細胞どうしがお互いにシグナルをやりとりするときに使う一群のタンパク質です。細胞から放出されて、相手の細胞膜の上にあるサイトカインレセプター（＝受容体タンパク質）に結合して、たとえば、さあ動きなさいとか、分裂しなさいとか、何かを分泌しなさいとか、相手の細胞にシグナルを伝えます。サイトカインが「鍵」とすると、サイトカインレセプターは「鍵穴」のようなもので、鍵と鍵穴の形がきっちりと合うと、サイトカインからのシグナルがレセプターを持つ細胞の内部に伝達されます。これが、一つの細胞から別の細胞へと、サイトカインを介して、シグナルが伝わる仕組みです（図３-６）。

サイトカインには何十種類もありますが、特に異物侵入時に作られるものは、「炎症性サイトカイン」とよばれます。炎症を促進する役割をもっています。よく知られているものに、ＴＮＦα、インターロイキン６（ＩＬ―６）、インターロイキン１（ＩＬ―１）、インターロイキン18（ＩＬ―18）などがあります。また、抗ウイルス作用を持つサイトカインであるⅠ型インターフェロン（ＩＦＮα、ＩＦＮβ）は、特にウイルスが侵入してくる際に作られます。

これらのサイトカインは、正常時にはほとんど作られていないか、微量しか作られていません。ところが、異物の侵入があると、異物センサーが感知して、その結果、炎症性サイトカインが細胞内で作られるようになり、細胞外に放出され、「警報」として周囲の細胞に働き、異物侵入に対する準備をさせます。いわば、異物排除反応の引き金を引く役目をするのです。炎症性サイトカインを作る細胞は種々ありますが、特にたくさん作るのは、自然免疫系の細胞、なかでも食細胞です。

食細胞には、マクロファージ、単球、樹状細胞、好中球など、いろいろなものがあります。いずれも異物を食べる能力を持ち、細胞内に取り込んだものを分解、あるいは殺菌して、異物の排除に重要な役割をします。また、多種類のサイトカインを作ることにより、周囲の細胞を活性化します。これは自然免疫においては特に重要であり、さらに自然免疫系により作られたサイトカインはリンパ球に働くことによって獲得免疫の働きを増強します。先に、自然免疫がうまく働くと、獲得免疫が働きやすくなり、よく動くようになる、と説明しましたが、それは自然免疫で作られたサイトカインが潤滑油として働くからです。

## 3-5 ウイルス感染における症状の違い

ウイルスが呼吸器系に感染すると、いわゆる風邪症状が見られるようになります。鼻づまり、鼻水、のどの痛み、咳、寒気、頭痛などです。いずれも、自然免疫の反応として作られるI型インターフェロンや、IL―1、IL―6、TNFαなどの炎症性サイトカインによるものです（図３－７）。

まず、鼻粘膜にウイルスが入ってくると、食細胞がそれを認識してI型インターフェロンや種々の炎症性サイトカインを作り、これが粘膜上皮細胞を含む周囲の細胞に働いて炎症を起こ

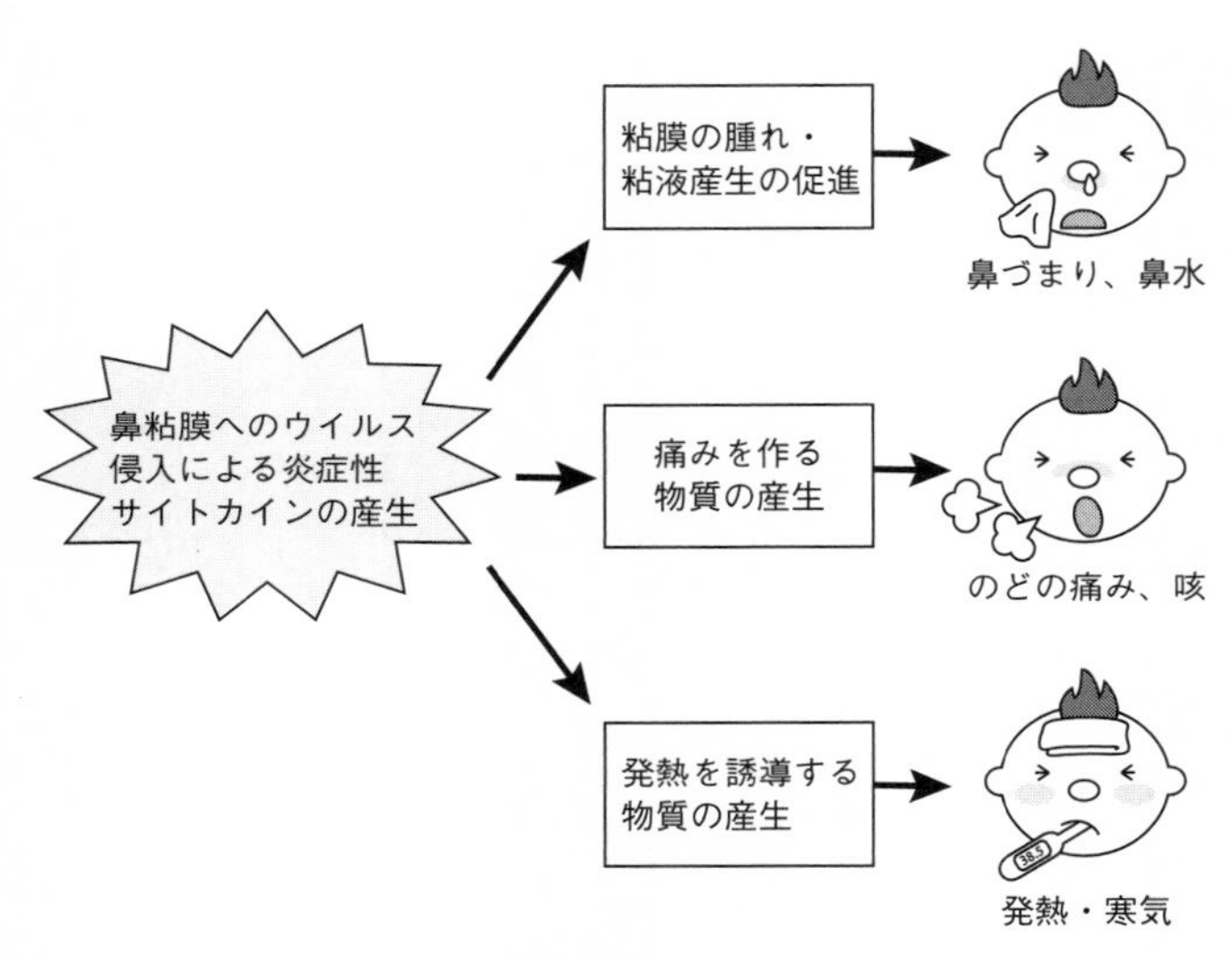


図3-7　炎症性サイトカインと風邪症状

し、粘膜が腫れるために、息が通りにくい感じがして、鼻づまりとなります。このときに、さらに、上皮細胞中の杯（さかずき）細胞という細胞がサイトカインによる刺激を受けて粘液をたくさん作るので、それが粘膜表面にたまり、やがて鼻水として流れ出てきます。

さらに異物の侵入によって粘膜中の白血球が活性化されると、炎症性サイトカインとともに痛みを作る物質を産生するようになるので、のどの痛みを感じることがあります。粘液の産生が多くなると、それを吐き出そうとして、反射的に咳が出るようになります。

これに加えて、発熱や寒気も炎症性サ

イトカインによって起こります。つまり、炎症性サイトカインは内因性発熱物質（＝からだ自体が作る発熱物質）としても働くのです。この場合、炎症性サイトカインは、血流に乗って脳に到達し、プロスタグランジンＥ２という物質を作らせます。プロスタグランジンＥ２は視床下部にある体温調節中枢に働き、全身的に発熱を誘導します。このとき、末梢の血管が収縮するので局所的に体温が下がり、寒気が起こります。したがって、熱があるにもかかわらず寒気がするということになります。これに対して、体温を上げようと筋肉が震えて、戦慄という状態が起こり、これも発熱につながります。面白いことに、発熱すると免疫細胞の炎症性サイトカインの作り方が良くなることから、免疫細胞が活性化しやすくなります。つまり、炎症性サイトカインは、風邪症状のもととなっているのですが、生体の防御反応を高める働きもしているのです。

以上のことは、インフルエンザウイルスに感染したときにはっきりと見られます。皆さんも経験されたことがあると思いますが、インフルエンザウイルスに感染すると、鼻づまり、鼻水、のどの痛みなどの風邪症状が始まり、３日目ぐらいまでには多くの場合、38℃以上の発熱、頭痛、筋肉痛、関節痛などが見られます。このために体調不良で学校や仕事を休むことになります。いずれも体内でⅠ型インターフェロン、炎症性サイトカインやプロスタグランジンが作られるために起こります。

ところが、新型コロナウイルス感染症では、これとは明らかに様子が違います。感染後に症状がほぼない人が半分ぐらいいて、このため、学校や仕事をあまり休まないので、行った先で感染を広げてしまうことがよくあるのです。

この原因の一つとして、新型コロナウイルス感染ではI型インターフェロンがうまく作られないことがあるようです。少し複雑になりますが、こういうことです。まず、ウイルスが作るタンパク質の一つであるORF3bが、宿主細胞のI型インターフェロン遺伝子の活性化を抑えて、I型インターフェロンの産生を抑えます。[※2] また、同じくウイルス由来の別のタンパク質PLProが、ORF3bとは別のメカニズムで、I型インターフェロン遺伝子の活性化を抑え、結果としてI型インターフェロンがうまく作られなくなります。

I型インターフェロンは、ウイルス増殖を抑えるだけでなく、周囲の細胞に対して炎症性サイトカイン産生を促してウイルスに対する炎症反応を促進する役目があることから、I型インターフェロンが十分にできないと、抗ウイルス反応がうまく起きないだけでなく、風邪症状も起こりにくくなり、その間にウイルスは局所で増えていくことになります。つまり、新型コロナウイルスは、宿主のI型インターフェロン産生を抑えることによって、ウイルスに対する攻撃を免れようとするだけでなく、感染者に風邪症状を起こさないようにしています。このために、感染者は社会の中を動き回り、その結果、感染が広まります。このウイルスは、自らの保身、拡大のために、実に巧妙な手口を使っています。

風邪症状は、薬によって止めるほうがいいのか、そうでないのか、という議論があり、医師の間でもいろいろ議論されています。しかし、いまだに一致した見解はありません。敢えて私自身の考えを述べると、風邪症状は一種のからだの防衛反応なので、あまりひどくならない限りは無理に抑える必要はないと思います。ただし、発熱が一定以上になると、不快で、脱水症状が進むことから、38℃を超えるような発熱であれば、解熱剤を使ってもいいでしょう。

解熱剤として有効なのは、先に述べたプロスタグランジンの産生を阻害するような物質、特にシクロオキシゲナーゼ（ＣＯＸ）阻害剤です。ＣＯＸは、先に挙げた発熱作用のあるプロスタグランジンをアラキドン酸という細胞膜の構成成分から生成する酵素で、ＣＯＸ阻害剤はプロスタグランジンの生成阻害剤であり、強い解熱作用があります。解熱剤としてよく使われるアセトアミノフェン、アスピリンやロキソプロフェン（ロキソニン）はいずれもＣＯＸ阻害剤です。新型コロナウイルス感染症でも、このような解熱剤が有効かそうでないのか、両方の意見があるようです。いずれにしても、風邪薬や解熱剤は、つらい症状を和らげるという対症療法です。飲んだら感染が治るようなものではありません。

## 3-6 免疫反応の強さには個人差がある

ここまで、ウイルス感染に対する自然免疫と獲得免疫について説明してきましたが、自然免疫も獲得免疫のどちらも、その強さに関してはかなり個人差があります。たとえば、風邪のひきやすさを見てみると、毎年何度も風邪をひく人がいますが、一方で、何年も風邪をひいたことがないという人もいます（私は後者です）。風邪をひかない人は風邪症状すら出ないので、おそらく、主に自然免疫の働きでウイルスを撃退していると考えられます。

なぜこのような個人差が生まれるのでしょうか。実は、ヒトには、免疫力の違いを生み出す複数のファクターがあるのです。

**① 免疫反応は訓練によって強化できる**

私は滅多なことでは風邪などの感染症にはかかりませんが、どのような環境でも感染症と無縁というわけではありません。

以前、私は日本免疫学会の仕事でインドやタイに行って、合宿形式の免疫学セミナーの講師をやることがありました。向こうで何日か現地の学生諸君と同じ宿に泊まって免疫学の講義をします。このときに一番気を付けていたのが水道水でした。向こうの人たちは水道水を普通に飲んでもなんともないのですが、われわれ日本人が水道水を飲むとアッという間にお腹をこわしてしまうのです。歯を磨くために水道水を口に含んだだけで、やがてお腹がぐるぐるいってきます。これは時間単位の反応なので、腸管における自然免疫系の反応だと思います。

現地の人たちは、普段からその土地のウイルスや細菌にさらされているので、自然免疫系が訓練されて強くなっていて、水道水ぐらいでは何も症状が出ないけれども、そのようなウイルスや細菌がいない社会に住んでいるわれわれにはその準備ができていないということです。どうも私は、風邪はひきにくいのですが、だからといって、出会ったことのない病原体すべてに強いわけではないようです。それでも、しばらくそのような土地にいると、からだが慣れてきて簡単にはお腹が痛くなったり、下痢したりはしなくなってきます。つまり、自然免疫はある程度は訓練可能なのです。この章の３―２に、自然免疫は前に見たものを覚えていないと説明しましたが、過去に出会った相手は正確には覚えていないものの、種々の細菌やウイルスに繰り返し出会っていると、自然免疫が次第に訓練されて、強くなるのです。

実は、自然免疫が訓練されるというのは、ワクチン接種を頻回に受けている学童にも起きてい

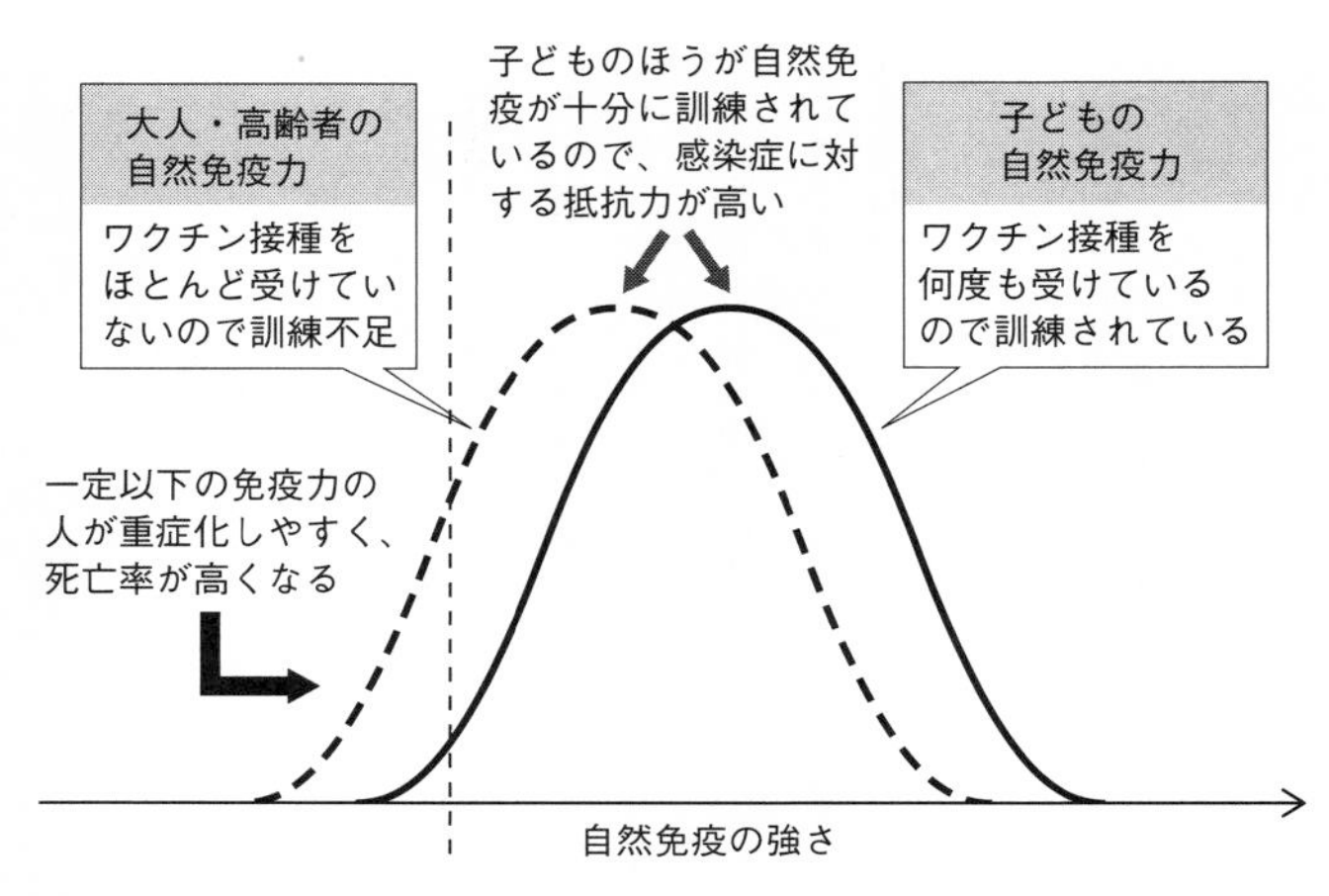

図3-8　子どもと大人の自然免疫力

ると私は考えています。ワクチンとは、病原体やその成分を使って私たちの獲得免疫を刺激して、抗体やキラーT細胞を作らせようとする製剤です。ワクチンは、自然免疫がうまく動かないと獲得免疫が十分に動かず、十分にその効果を発揮できません。そのために、ワクチンの多くには免疫増強物質であるアジュバントというものを入れてあります。このアジュバントが自然免疫系を刺激して獲得免疫が動きやすい状況を作るので、ワクチンの効果が期待できるのです。

つまり、ワクチン接種を受けるたびに、子どもたちの自然免疫が刺激されるということになります。子どもたちは、小学校を卒業するまでに10回以上もワクチン接種を受けるので、そのたびに自然免疫が訓練を受けることになります。これがもしかすると、子どもたちではウイルス対抗能力が高く、新型コロナウイルス感染症が重症化しにくいことの理由の一つかもしれません。（図３－８）

これに関連して、最近、子どもたちはウイルス受容体ＡＣＥ２の発現が大人に比べて低いという報告がありますが、果たしてこれが子どもの重症化のしにくさと関係があるかどうかは不明です。少なくとも、子どもの感染率は大人とは大きく変わらないようです。

一方、インフルエンザに関しては、大人に比べて子どものほうが感染しやすいのですが、これはおそらく、インフルエンザは毎年流行するので、大人のほうが子どもよりウイルスにさらされた経験が多く、少しは獲得免疫ができているせいなのかもしれません。つまり、子どものほうが大人より自然免疫は強いものの、一定量以上のインフルエンザウイルスが飛び込んでくると、自然免疫だけでは感染を防ぐことができず、一方、大人のほうは前の年からの残りで少しは獲得免疫があるために、子どもよりはインフルエンザにかかりにくいのかもしれません。

### ②　免疫力を科学的に測定することは可能なのか

個人における自然免疫や獲得免疫の強さが客観的に計測できれば、「いま免疫力が低下しているから安静にしよう」とか「免疫力を長期的に鍛えていく」といったことが実現できるかもしれません。しかし、そのような客観的な「免疫力の指標」を作ることはできるのでしょうか。個人の免疫力の強さを科学的に確認するためには、客観的に計測できる指標があるといいのですが、これが簡単ではないのです。

免疫系とは、多種類の細胞がお互いに協力して働くことによって病原体の侵入を抑える総合的なからだの仕組みです。いわば、多くの部品から成る多機能性精密機器のごとくです。機器の場合、個々の部品だけ調べても全体の機能はわかりませんが、免疫系でも同様です。個々の細胞だけを調べても、系全体の力を判断することは難しいのです。現在、自然免疫系の機能試験として、好中球の異物貪食能力の検査（貪食機能検査）やNK細胞に人工的刺激を加えてサイトカイン産生能力を調べる検査などがありますが、どちらもいわば部品の機能を調べる検査です。系全体の機能をいうには必ずしも十分ではありません。

実はこれは獲得免疫系でも同じです。系全体の機能を測るのは容易ではないのです。特に、T細胞の機能は、それぞれの人が持つHLA（動物ではMHCと総称される）の型によって変わり、さらに抗原の種類によっても大きく変わるからです。

HLAについては、詳しくは私の前著『免疫力を強くする』に書いていますが、簡単に説明すると、次のようです。細胞表面にある分子で、われわれは個人ごとに異なったHLAを持っています。HLAには、クラスI分子とクラスII分子の2種類があります。クラスI分子はすべての細胞の表面に存在し、クラスII分子は主に抗原提示細胞（T細胞に対してこれが抗原ですよと提示する細胞のことで、樹状細胞が典型的なもの）の細胞上に存在します。非常に多型性の高い（＝個人差のある）分子で、1万種類以上のものがあります。

HLAの大事な機能は、細胞内に取り込まれた抗原の一部を自分自身に結合させて、それを細胞膜の上に提示することです。HLAが抗原提示分子ともいわれるゆえんです。抗原を提示する細胞は「抗原提示細胞」とよばれ、その代表的なものが樹状細胞です。この細胞は、自然免疫系の細胞で、食作用を持ち、たとえば、ウイルス感染した死細胞や傷ついた細胞を自分の中に取り込みます。そして、細胞内でウイルスタンパク質（＝ウイルス抗原）を分解して、ペプチド（＝タンパク質がタンパク質分解酵素によって分解したもの。通常アミノ酸50個未満の長さ）として、自らの細胞上に「これがウイルス抗原ですよ」というように提示します。いわば、「悪者がここにいますよ」という旗印を出す細胞です。一方、この旗印（＝ウイルス抗原）を認識して反応するのがT細胞です（図3-9）。

ということは、どのようなHLAを持っているかで、うまく提示できる抗原とそうでない抗原

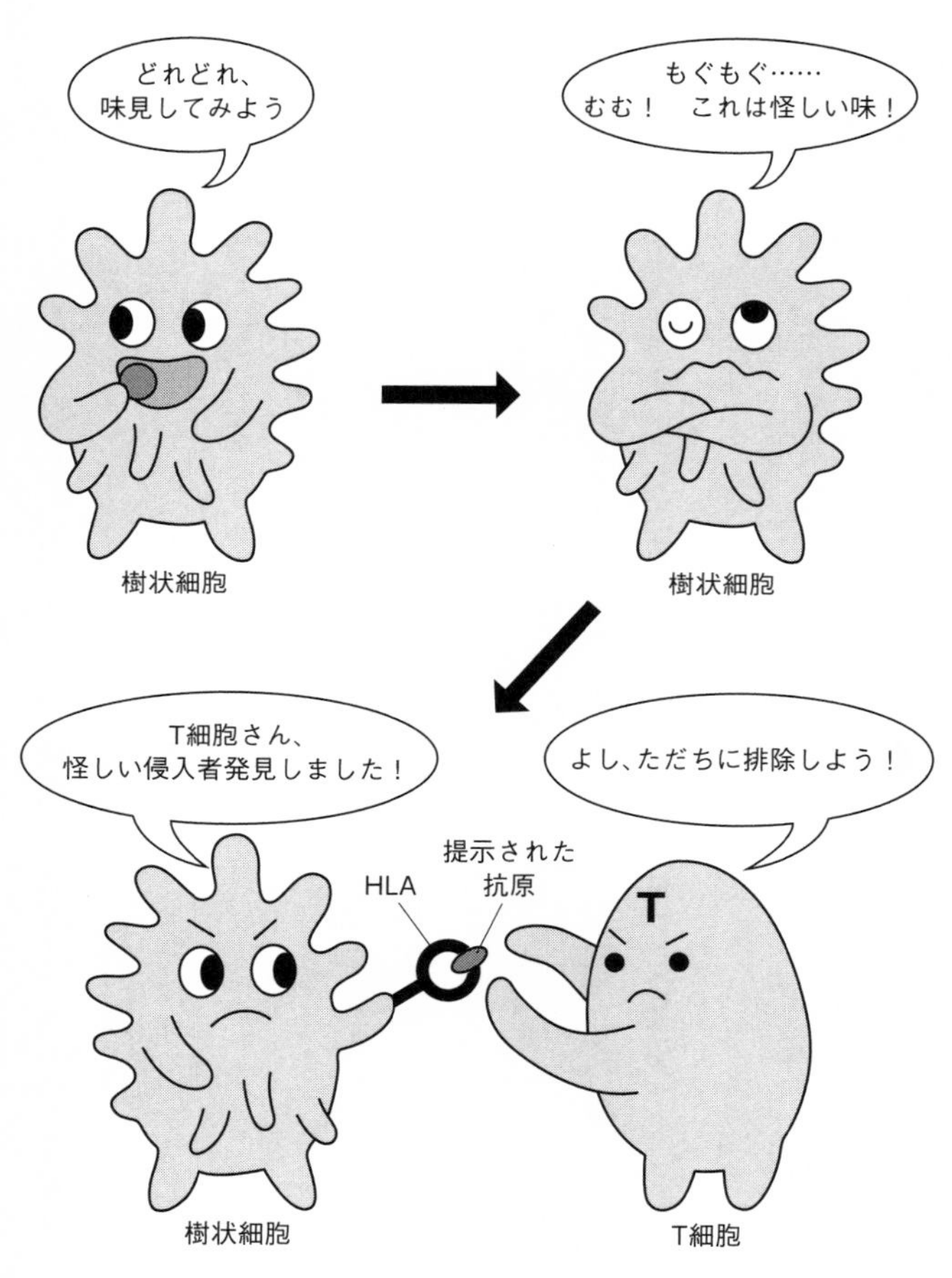


図3-9　樹状細胞によるT細胞への抗原提示

があることになります。これを抗原の側から見ると、強く結合できるＨＬＡとそうでないＨＬＡがあるということになります。この例として、私の前著『免疫力を強くする』では、Ｂ型肝炎ワクチンに対するノン・レスポンダー（不応答者）の例を挙げました。大きな集団に対してＢ型肝炎ワクチンを接種すると、通常、数パーセントの人がこのワクチンに対して十分に抗体を作ることができないノン・レスポンダーです。この多くは、特定のＢ型肝炎ワクチンで使われている病原体成分（＝抗原）がＨＬＡにうまく結合できずに、Ｔ細胞が活性化されないことが原因で、抗体を十分に作れないのです。しかし、このような人でも、別の会社のＢ型肝炎ワクチンを使うと、普通の反応性を示すことがしばしばあります。つまり、Ｂ型肝炎ウイルスの別の部分を抗原としたワクチンであれば、しっかりと反応するということです。また、肝炎ワクチンに対する反応性が低くても、破傷風ワクチンのような別種のワクチンに対しては反応性が正常であることも多く、同一人の中でも病原体（あるいはワクチン）の種類によって反応性が変わってくるのです。

このように、どのようなＨＬＡ型を持つかによって特定の抗原に反応できたり、できなかったりすることがありますが、一方で、特定の抗原に反応できないＨＬＡを持つ人でも別の抗原にはまったく正常に反応できることもあります。免疫学的な反応性（＝免疫力）を規定するものは、このように非常に複雑です。

以上のようなことを考慮すると、種々の抗原に対する総合的な免疫力を、1回だけの検査で測定するというのは、ほぼ不可能と言っていいでしょう。免疫学的な能力には大きな個人差がありますが、それを総合的な数値で表すことが非常に難しいのです。

### ③ 新型コロナウイルス感染症の重症度とＨＬＡ型の型の違い

話が少し飛びましたが、ここからは新型コロナウイルスの感染の状況に置き換えて、Ｔ細胞の反応様式を説明しましょう。

もし、新型コロナウイルスが気道の上皮細胞に感染して、上皮細胞が傷ついたり壊れたりしたとします。すると、傷ついた細胞や死細胞は、元の組織を離れてリンパ管を介してリンパ節（からだの所々にある小さな球状のぐりぐり）に入ります。リンパ節というのは、からだにとって「免疫の砦」です。獲得免疫の主役であるリンパ球と、リンパ球に抗原を提示する樹状細胞がリンパ節で待機しています。そこに傷ついた感染細胞や死細胞が入ってくると、樹状細胞がそれを取り込んで、細胞内でウイルス抗原をペプチドに分解します。もしこれらのペプチドが、樹状細胞内で作られるＨＬＡクラスⅠ、Ⅱ分子のいずれかと結合すると、細胞表面に運ばれて、Ｔ細胞に対して提示されます。つまり、リンパ節という「免疫の砦」で、リンパ球が抗原提示を受けるのです。

ただし、前述したように、個々のリンパ球はどの抗原にでも反応できるのではなく、１種類のリンパ球は1種類の抗原しか認識できません。それは、リンパ球はそれぞれ、１種類の抗原レセプターしか持たないからです（図３-10）。これはＴ細胞でもＢ細胞でも同じです。抗原と出会った（＝抗原レセプターに抗原が結合した）リンパ球だけが増殖して、その数が増えるのです。新型コロナウイルスには、ほとんどの人が出会ったことがないので、反応できるリンパ球はきわめて少数であり、新型コロナと出会ったときに初めてその細胞が増えるのです。そのような人の体内には、コロナ感染前は、コロナ反応性リンパ球は数万個程度しか存在しません。これはＴ細胞でもＢ細胞でも同じです。一方、体内のリンパ球の総数は10の11乗のオーダー[※3]ですから、新型コロナウイルス反応性リンパ球の頻度は全体の１００万分の１から１０００万分の１と、ものすごく低いことになります。

新型コロナウイルスの抗原を認識できるＴ細胞は体内にごくわずかしか存在しないのであれば、いくら抗原提示細胞が新型コロナウイルスの抗原を提示したとしても、受け手となるＴ細胞に遭遇する可能性はゼロに近いように思われますが、どうやってリンパ球は抗原提示細胞に出会えるのでしょうか？

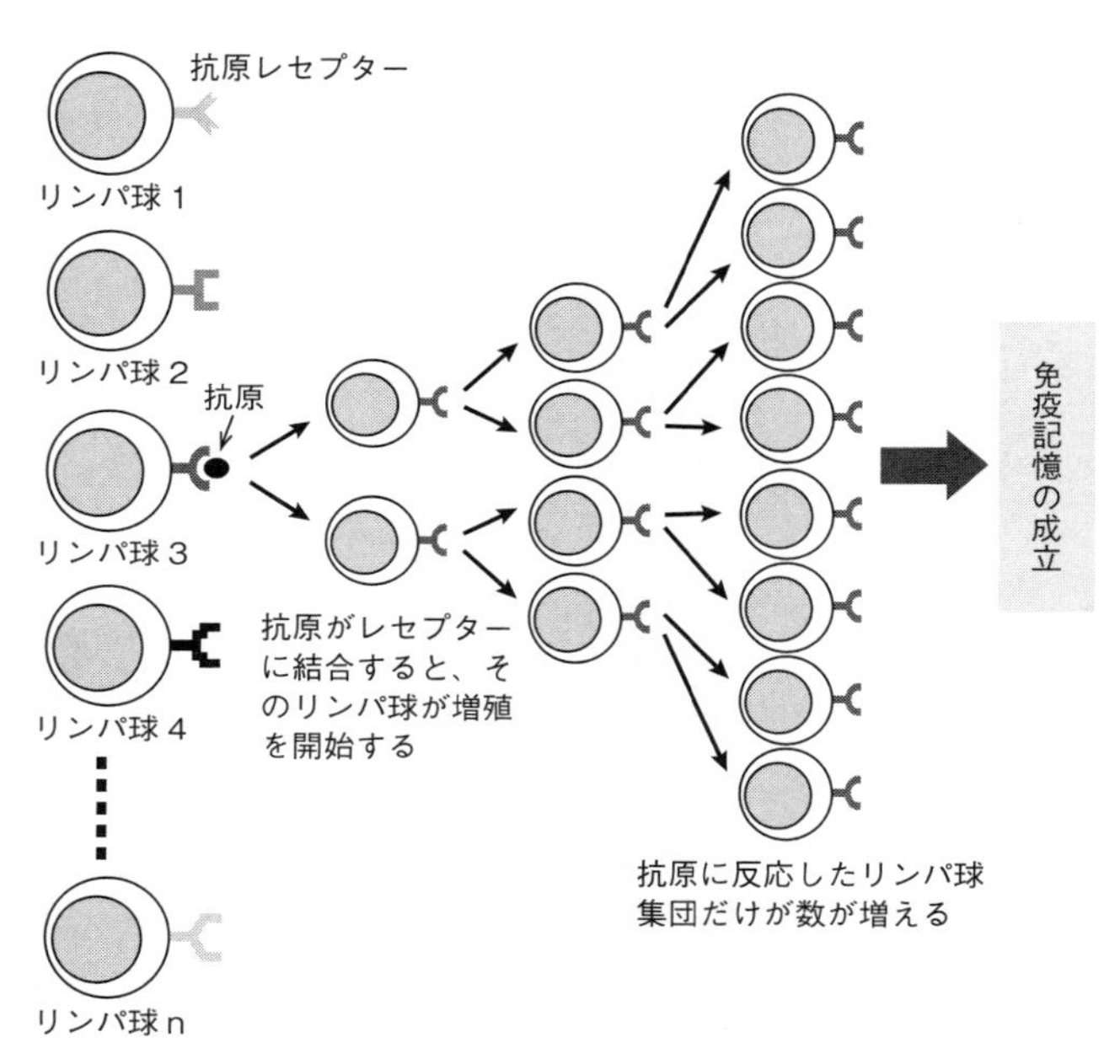


図3-10　リンパ球は１種類のみの抗原レセプターを持つ

それはT細胞、B細胞ともに、体中をぐるぐると循環しているからです。リンパ球の多くは、絶えず血管を介して全身をパトロールして回り、免疫の砦であるリンパ節がその通り道に含まれているので、反応すべき抗原が砦に入ってくれば、それを抗原提示細胞が取り込んで細胞表面に提示し、しかるべきリンパ球がそれを見つけて、増殖をして、自分の仲間を増やすのです。

たとえば、新型コロナウイルス反応性のヘルパーT細胞が抗原提示を受けると、活性化されて、Ｂ細胞に指示を出し、新型コロナウイルスに対する抗体を作らせます。またキラーＴ細胞にも指示を出して、新型コロナウイルス感染細胞を殺す能力のあるキラーＴ細胞を増殖させ、感染細胞を殺すように促します。

つまり、感染した組織に一番近いリンパ節で、必要なリンパ球が抗原提示を受けて、そのリンパ球の増殖・分化が起こるのです。リンパ節が「免疫の砦」とよばれるのはこのためです。敵を呼び込んで、リンパ球が戦いを挑む場所なのです。ただし、もし自分が反応する抗原が見つからなければ、リンパ球はリンパ管を介してリンパ節を離れ、また血管内に戻り、パトロールを続けます。リンパ球の多くは、このように全身を繰り返し循環する能力を持っているので、新型コロナウイルス反応性リンパ球が少数でも、免疫の砦にウイルスが入ってきたときにはそれを見つけ出すことができ、その結果、増殖して、ウイルスを排除しようとするのです。

話が少しリンパ球のほうに逸れましたが、もう一度、ＨＬＡに話を戻しましょう。先ほど、樹状細胞内で分解されてできたウイルス抗原がＨＬＡと結合すると細胞表面に運搬されて抗原提示をすると説明しました。つまり、ウイルス抗原に結合するＨＬＡを持っている人は、ウイルスとの闘いを開始できる人です。

一方、ウイルス抗原に結合できないようなＨＬＡを持っている人ではＴ細胞の反応が起こらないので、新型コロナウイルスは増えっぱなしとなり、ウイルスとの闘いに負ける可能性が大です。つまり、理屈からいうと、ＨＬＡの型によっては、新型コロナウイルスに対して免疫反応をうまく起こせる人と、そうでない人がいる可能性があります。このことを調べた研究がありま す。アメリカのオレゴン健康科学大学のグループが、新型コロナウイルスが作りうる全タンパク質のアミノ酸配列を調べて、どのようなＨＬＡクラスⅠ分子に結合しやすいのか、あるいは結合しにくいのかを網羅的に調べたのです。※4 その結果、HLA-B*15:03というクラスⅠ分子は、新型コロナウイルスに存在する種々のアミノ酸配列と高い確率で結合し、その配列は類縁のコロナウイルスであるヒトコロナウイルスとの間でも共有されていました。つまり、このＨＬＡを持つ人は、新型コロナウイルスのみならず、他の類縁コロナウイルスにも広く反応できる可能性があります。

一方、HLA-B*46:01というクラスⅠ分子は新型コロナウイルス由来の種々のアミノ酸配列に結合しにくいことがわかりました。つまり、先に述べたように、ＨＬＡには新型コロナウイルス由来のアミノ酸配列に結合しやすい型と、しにくい型があるようで、ＨＬＡの型によって新型コロナウイルスへの反応のしやすさが異なる可能性が示唆されます。しかし、残念なことに、この研究ではこれらのＨＬＡ型を持つ人たちの新型コロナウイルスに対する抵抗性は調べられていません。[章末註5] したがって、果たしてこれらのＨＬＡ型が新型コロナウイルスに対する抵抗力の強さ、あるいは弱さを規定しているかは、今のところわかっていません。

新型コロナウイルス感染の場合、アジア人は欧米人に比べて重症化しにくく、何かファクターＸのようなものを持っているのではないかと言われることがあります。もしアジア人に特有のＨＬＡがあれば面白いのですが、そのようなものは今のところ見つかっていません。また、既に新型コロナウイルス感染症で多数の重症者・死者を出したイタリア、スペインでは今のところ、特に特定のＨＬＡを持った人が重症化しやすいというデータは得られていません。

## 3-7 ウイルスを殺すのは必ずしも抗体とは限らない

新型コロナウイルスを不活化するメカニズムにもかなりの個人差があるようです。これまでは一般的に、Ｂ細胞が作る抗体がウイルスを不活化する、あるいは殺すと考えられてきました。このような抗体はウイルスの作用を中和することから、中和抗体とよばれています。ところが、本章の３—２で説明したように、自然免疫がしっかりしていれば食細胞がウイルスを食べて不活化

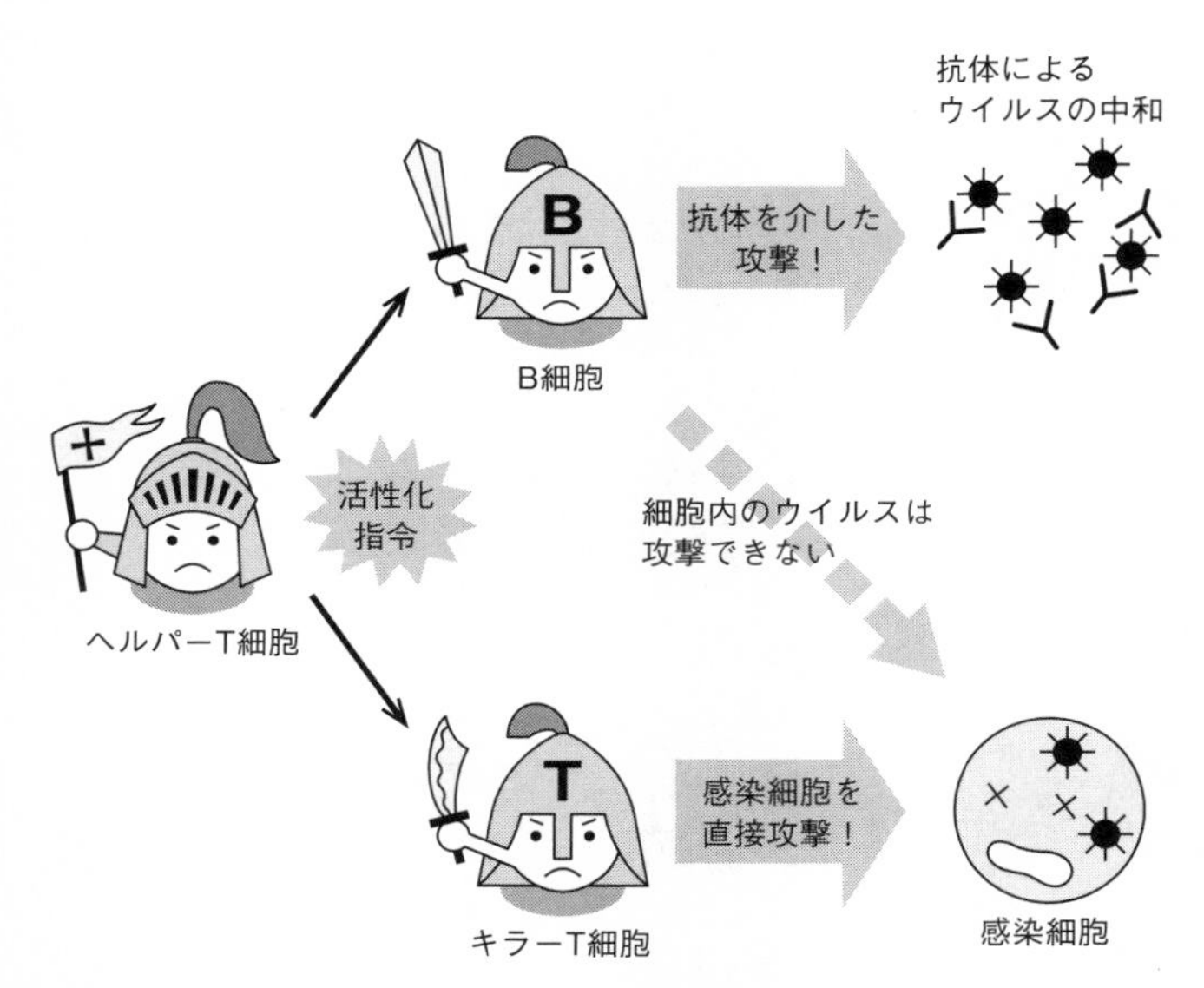


図3-11　ヘルパーT細胞がB細胞とキラーT細胞に指令を出す

し、排除します。つまり、さらされるウイルスの量が一定以下であれば、自然免疫だけで対処できます。[章末註6] しかし、ウイルスの量が多くなったら自然免疫だけでは防げず、その場合には、獲得免疫の出番となります（図3-11）。

獲得免疫が動き出すと、多くの人は中和抗体を作るのですが、なかには中和抗体がほとんどできないまま感染から快復してしまう人がいるようです。さらに、先天的にB細胞が欠損しているために抗体を作ることができない人でも新型コロナウイルス感染から無事に快復できるようです。[※5] このようなことから、われわれのからだには抗体に依存せずにウイルスを排除するメカニズムが存在することがわかります。

そのメカニズムの主なものは、キラーT細胞による感染細胞の排除です。ウイルスに対する中和抗体は、細胞の外にいるウイルスに結合して不活化し、排除しますが、細胞の中に入ることができないので（＝分子量が大きいので細胞内には入れない）、細胞内で増えているウイルスには働くことができません。それに対処するのがキラーT細胞です。

ウイルスが自然免疫を乗り越えて、獲得免疫の「本丸」にまで侵入してくると、最初にコロナ反応性のヘルパーT細胞が活性化して、その数が増えます。この際には、通常、ヘルパーT細胞はB細胞を刺激して抗体を作らせるのですが、人によってはキラーT細胞のほうを選択的に活性化して、キラーT細胞がウイルス感染細胞を見つけ出して殺すということが起きているようです。このような場合には、抗体ではなくてキラーT細胞がウイルス排除に働くということになります。実際にこのような人がどのくらいの割合で存在するのか興味がありますが、まだ良い報告がありません。今のところ、T細胞だけでウイルスを排除する人、T細胞と抗体のコンビネーションでウイルスを排除する人、抗体だけでウイルスを排除する人の割合は不明です。

いずれにせよ、ウイルスを排除するメカニズムは抗体だけでなく、自然免疫もT細胞も重要です。場合によっては抗体ができないままウイルスが排除されることがあります。ウイルス感染の疫学調査として、抗体を持っている人の割合を調べて社会の中の感染経験者数を推定するという方法がありますが、新型コロナウイルスについては抗体を十分に作らない人や、いったん作っても抗体が消えてしまう人もいるので、この方法は必ずしも適切ではありません。

註1：感染症法では、症状の重さや病原体の感染力などから感染症を一類感染症から五類感染症にまで分類しています。さらに、世界における感染症の流行状況等に迅速に対応できるように、指定感染症や新感染症を加えた7種類に分類されています。新型コロナウイルス感染症は、この中で、指定感染症であり、二類感染症相当と位置付けられています。二類感染症には、他にポリオ、結核や鳥インフルエンザなどがあります。

註2：『日本経済新聞』5月7日記事では、ＩＣＵに準じた機能を持つ病床として「救命救急」「ハイケアユニット（ＨＣＵ＝高度治療室）入院医療」を含めると、新型コロナウイルスの重症患者などに対応する集中治療室（ＩＣＵ）に相当する病床数は２０１８年7月1日時点で1万７０３４床に上ると報じています。人口10万人あたりでは13・5床で、イタリア（12・5床）、フランス（11・6床）、スペイン（9・7床）、英国（6・6床）を上回るとしています。

註3：BCGはもともとウシに感染するウシ型結核菌を弱毒化したものですが、さまざまな免疫増強効果を持つことから、抗腫瘍免疫の分野ではその菌体成分が「丸山ワクチン」という名前で使われたり、あるいはBCGそのものが膀胱がんの治療にも使われたりしています。いずれの場合にも、自然免疫を活性化することによって間接的に獲得免疫を刺激して、その作用を発揮していると考えられています。

註4：リンパ球を含む白血球の表面には、外部の情報を感知するために種々のアンテナが立っています。その多くはタンパク質です。その種類が非常に多いことから、番号を付けて区別することになっています。たとえば、CD4というアンテナを持つのがヘルパーT細胞、CD8というアンテナを持つのがキラーT細胞です。

註5：新型コロナウイルスの発生率は非常に感染者が多い国でも人口100万人当たり2万人程度です。つまり1000人に20人しか感染が見られないのです。したがって、特定のHLA型を持つ人の新型コロナウイルス感受性を調べるためには長い時間が必要となります。

註6：新型コロナウイルスではどのくらいの数のウイルス粒子があったら感染が成立するのかわかっていません。同族のヒトコロナウイルスの一つ（HCoV229E）ではボランティアに対して接種実験が行わ

れ、ウイルス粒子数にして数千個以上が気道に入らないと確実には感染しないことがわかっています。

※1　http://covid19.healthdata.org/global?view=total-deaths&tab=trend
※2　Konno Y et al, online, *Cell Rep*, online, doi: 10.1016/j.celrep.2020.108185
※3　Ganusov & De Boer, *Trends Immunol*, 28(12):514, 2007.
※4　Nguyen A et al, *J Virol*, JVI.00510-20, 2020.
※5　Soresina A et al, *Pediatr Allergy Immunol*, online, doi: 10.1111/pai.13263

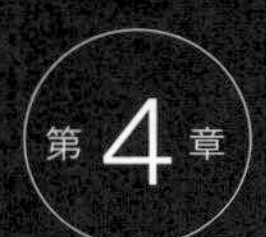

# 第4章 なぜ獲得免疫のない日本人が感染を免れたのか

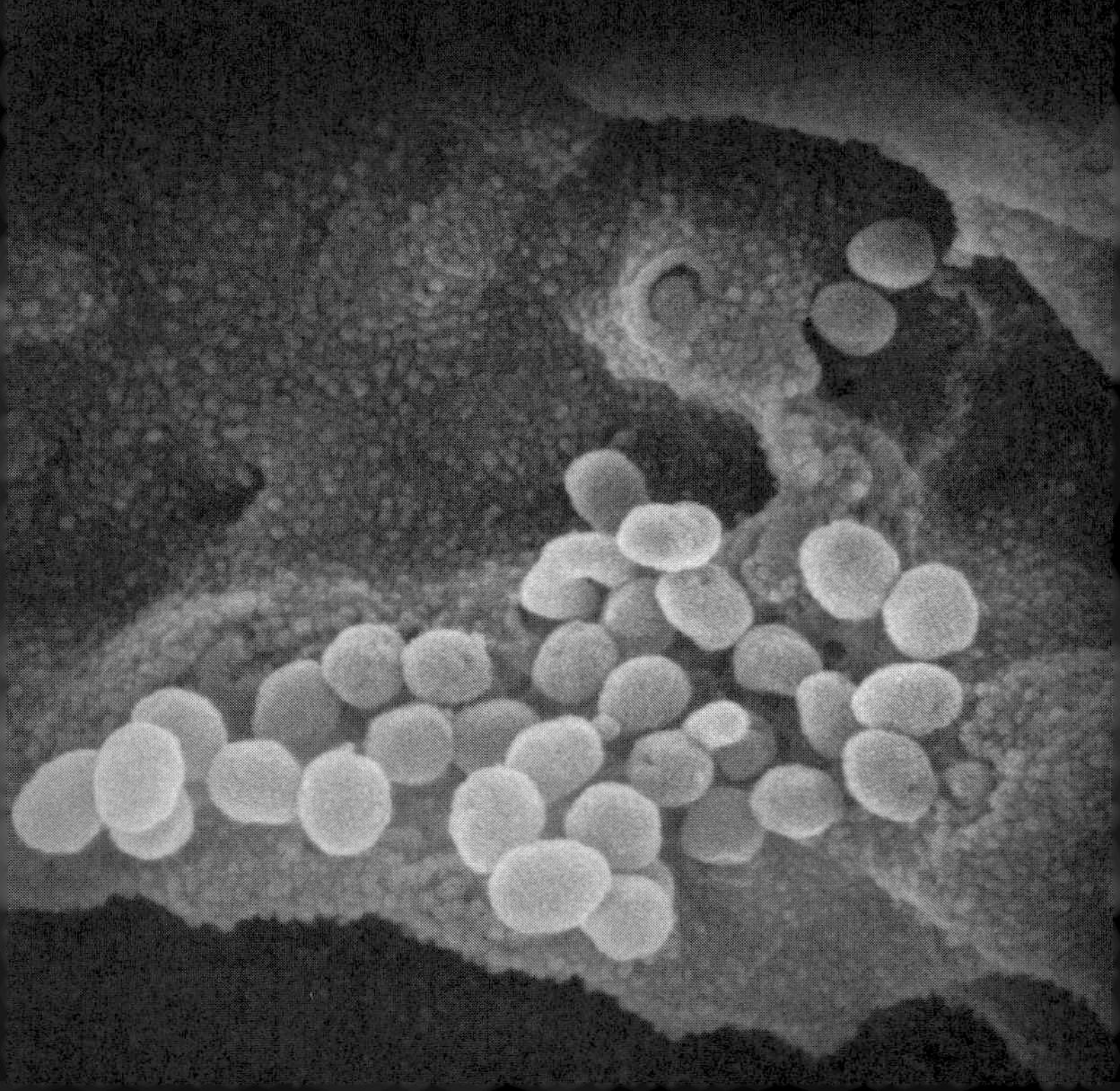

人口100万人当たりに換算してみるとよくわかりますが、日本における新型コロナウイルスの感染者数、死者数は、世界の他の国々と比べてかなり低いのが現状です。このことを、G7参加国を対象として、以下に示してみました（図4-1：2020年9月10日のデータ）[※1]。これらの国を選んだ理由は、お互いに、経済レベル、医療レベルが近いからです。

すると、相対的な感染者数では日本はG7参加国の中でもっとも低く、他国の5分の1から30分の1、相対的な死者数では10分の1から50分の1です。非常に大きな差です。どうして、このような差が生まれているのでしょうか？　免疫のせいでしょうか？　それとも、何かそれ以外の原因なのでしょうか？

## 4-1 ウイルス防御に自然免疫はどのくらい重要か

前の章で述べたように、ウイルスに対して最初に働くのは、防衛機構の一段目である自然免疫です。入ってくるウイルス量が一定量以下であれば、自然免疫が勝って、ウイルスが排除されます。一方、ウイルス量が一定量を超えると、自然免疫だけではウイルスが排除できず、二段目の

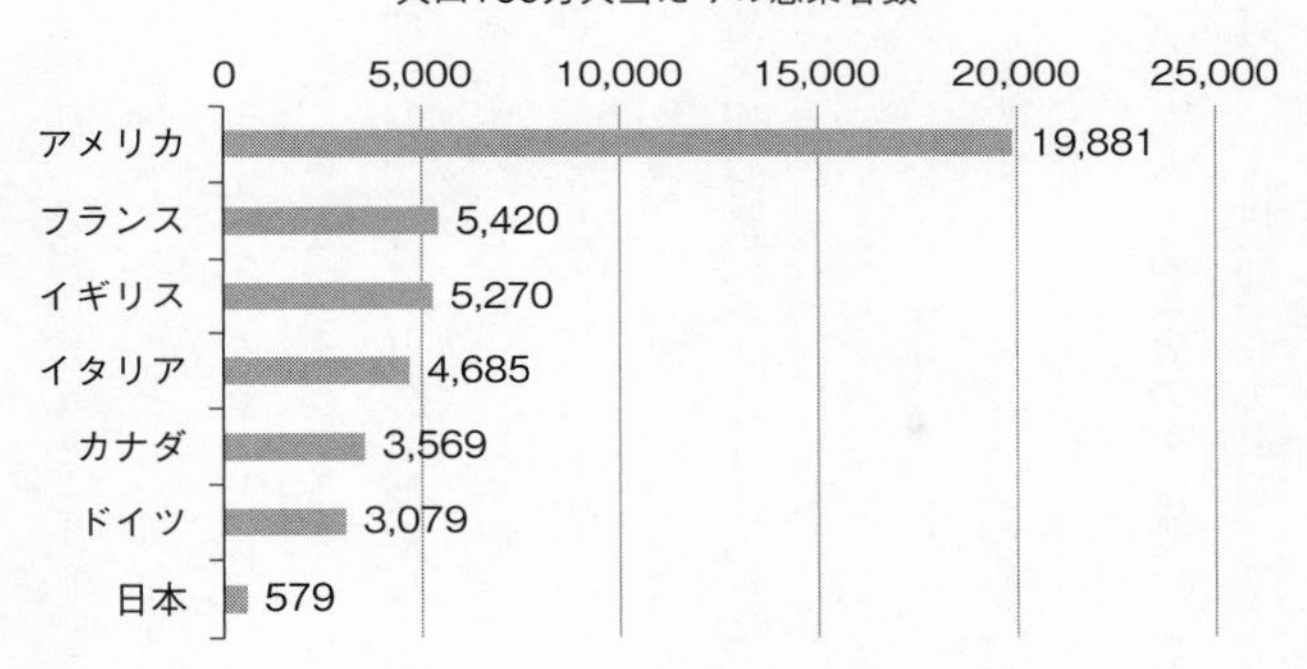


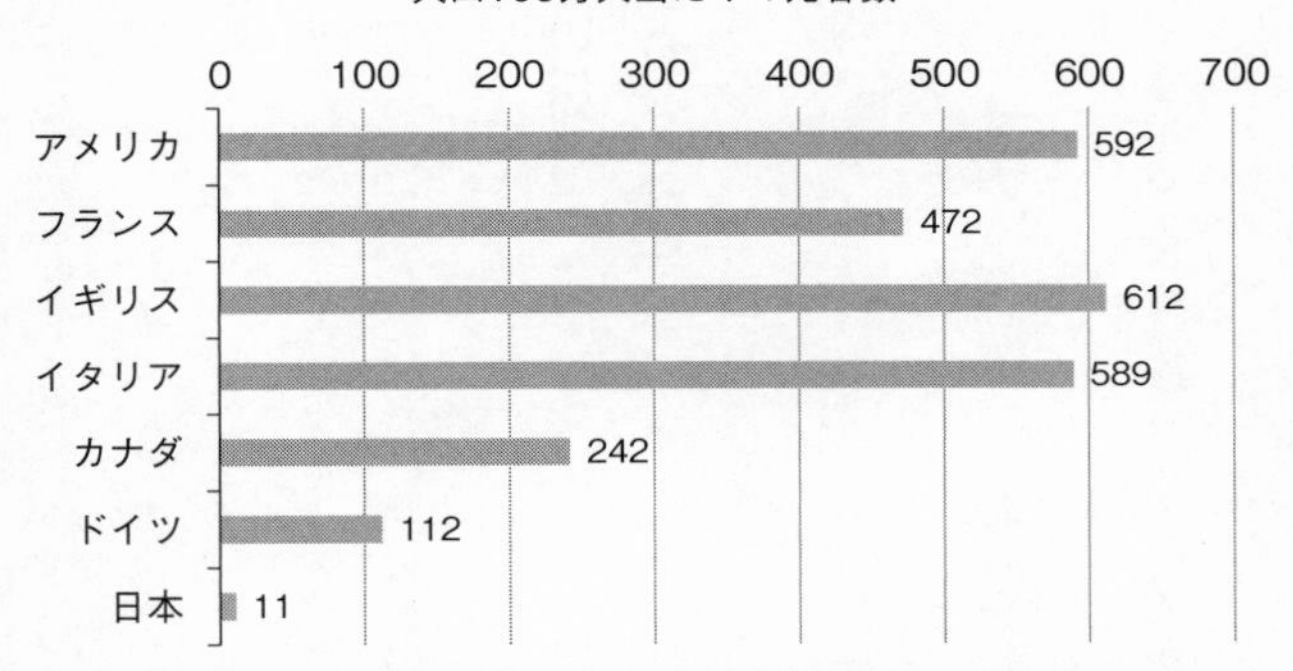


図4-1　G7参加国における人口100万人当たりの感染者数と死者数

防衛機構の獲得免疫が働き出します。そして、抗体やキラーT細胞が作られ、多くの場合、ウイルスが排除されることとなります。しかし、万が一、ウイルスのほうが勝つと、体中にウイルスが広がり、重症化を起こしたり、個体が死にいたるようなことが起こったりします。

最近、新型コロナウイルスに対する自然免疫の重要性がクローズアップされつつあります。その理由の一つは、自然免疫を強く刺激することによって種々の感染症の発症率を抑えることができることが海外のいくつもの論文で報告されているからです。

日本でも、最近、自然免疫の重要性との関連で、マスコミで大きく取り上げられていて、その一つに国際医療福祉大学大学院の高橋泰教授が提唱している説があります。「新型コロナウイルス感染症の感染予防には獲得免疫ではなくて、もっぱら自然免疫が重要である」というものです。この説においては、次の3つのことが仮定されています。[※2]

1．新型コロナウイルスは病原性が弱く、増殖力も弱いので、獲得免疫がなかなか立ち上がらない。

2．日本人の約3分の1は既に新型コロナウイルスに曝露されているが、そのほとんどは自然免疫によって排除されている。

3．日本人が欧米人に比べて重症化率、致死率が低いのは自然免疫力の差による。

　しかし、免疫学者の目から見ると、この仮説にはかなり無理があります。まず、仮定の1番目の「新型コロナウイルスは病原性が弱く、増殖力も弱いので、獲得免疫がなかなか立ち上がらない」ですが、免疫学的には、病原性の弱いウイルスだから獲得免疫が動きにくいということはありません。たとえば、鼻風邪程度しか起こさない4種類のヒトコロナウイルスは、いずれも比較的軽い呼吸器症状しか示さないいわば病原性の低いウイルスです。しかし、感染すると、必ず血中の抗体量が増加し、その抗体はウイルスを中和する作用を持っています。[※3]つまり、ウイルスの病原性が低いから獲得免疫は動かないとか、抗体を作らない、というようなことはありません。また、新型コロナウイルス感染では、ＰＣＲ陽性者の大半には抗体が出現し、[※4]しばしばＴ細胞の免疫も誘導されます。[※5]つまり、病原性が低いウイルスであっても、Ｔ細胞、Ｂ細胞を主体とする獲得免疫は始動します。

　仮説の2番目「日本人の約3分の1は既に新型コロナウイルスに曝露されているが、そのほとんどは自然免疫によって排除されている」というのにも無理があります。既に日本人の3割が新型コロナウイルスに曝露されているとのことですが、どうやってこの3割という数字を割り出したのでしょうか。新型コロナの場合、高齢者は感染しやすく重症化しやすいことがわかっています。もしこれほど多くの人がウイルスに曝露されていたら、日本では現在よりずっと多くの高齢者が重症化し、死亡していたはずです。しかし、事実は異なります。日本では高齢者施設でのクラスター感染が諸外国よりはるかに少なかったのです。高齢者施設自体はある意味、外界とは遮られているので、高齢者がウイルスを直接的に浴びる機会は少ないという議論はあるかもしれません。しかし、そこに勤務する人たちである医師、ヘルパーさん、事務員さんなどは社会との交流があるので、高齢者はその人たちを介して間接的なウイルス曝露を受ける可能性が十分にあります。

しかし、実際は、日本の高齢者施設での新型コロナウイルス感染症の発症は海外に比べるとはるかに少なかったのです。それはウイルスへの曝露が少なかったためだと考えられます。この点、参考になることとして、横浜市衛生研究所が下水での新型コロナウイルスの存在を調べたデータがあります。それを見ると、２０１８年1月から２０２０年3月まで調査したすべての下水サンプルでは新型コロナウイルスは陰性であり、４月21日に採取されたサンプルのみ陽性で、５月には陰性になりました。※6

横浜市での感染者は4月11日頃がピークだったことから、感染者から便中に排泄されたウイルスが一時的に下水で検出されたのですが、それはあくまで限定的なことであり、決して社会に広くウイルスがまき散らされていたような状態ではなかったことが示唆されます。この他に、日本の場合、ほぼ、どの地域を見ても市中ＰＣＲ陽性率（＝ＰＣＲ検査を受けた人が陽性を示した率）が低かったことから、社会全体のウイルス曝露が少なかったことが窺われます。例外的に、東京、大阪などの大都市では一時的にはＰＣＲ検査陽性率が10％を超えることもありました。しかし、それを除いては、おおむね５％前後と一桁の数字が続き、感染者が非常に多かったニューヨーク市の陽性率がピーク時で約50％であったのとは対照的でした。もし日本人の約３分の１もの人がウイルスにさらされていたら、市中ＰＣＲ陽性率はニューヨークのようにもっとずっと高くなっていたことでしょう。

仮説の３番目「日本人が欧米人に比べて重症化率、致死率が低いのは自然免疫力の差による」も無理があります。というのは、それを示すエビデンスはこれまでに得られていないからです。前の章で、自然免疫においても獲得免疫においても、免疫力を測ることは容易ではないと説明しましたが、自然免疫の場合、反応が非特異的なので、獲得免疫に比べると、ある程度、その能力を推測することができます。たとえば、食細胞の貪食能力とかサイトカインの産生能力を調べることによってです。しかし、これまでのところ、これらのパラメーターにおいて、日本人が欧米人よりも優れているという報告は、私が知る限り、ありません。それと、自然免疫は非特異的な免疫なので、原則として、病原体の種類を問わず働きます。もし日本人の自然免疫が海外の人たちに比べて強ければ、新型コロナウイルス以外の感染症でも感染率や致死率が低いことになるはずです。しかし、そのような報告はこれまでありません。

以上、まとめると、新型コロナウイルスに対する防御に自然免疫はきわめて重要であり、自然免疫だけでウイルスを排除できる場合もありますが、「このウイルスは病原性が低いので、多くの場合、自然免疫は刺激するが獲得免疫は刺激しない」というのは免疫学的には正しくありません。また、日本人が欧米の人たちに比べて明らかに自然免疫の力が強いというエビデンスもありません。

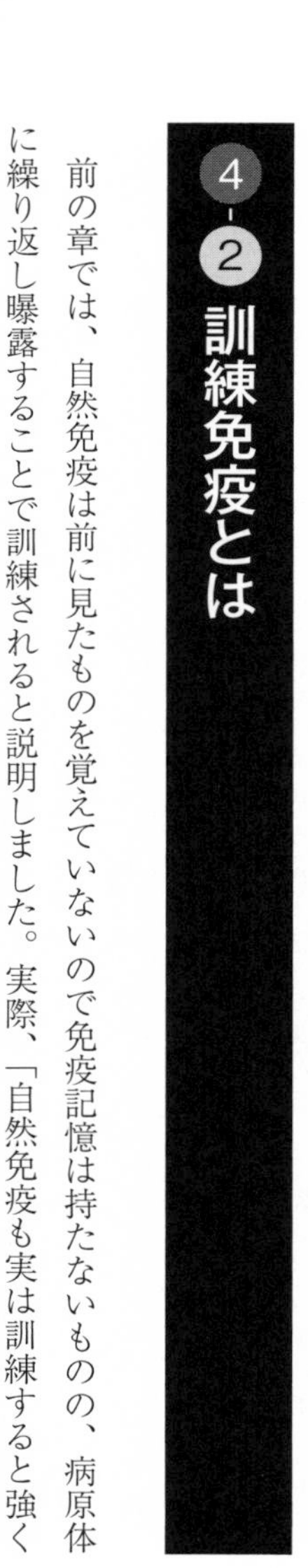

## 4-2 訓練免疫とは

前の章では、自然免疫は前に見たものを覚えていないので免疫記憶は持たないものの、病原体に繰り返し曝露することで訓練されると説明しました。実際、「自然免疫も実は訓練すると強く

自然免疫も鍛えたら
強くなるらしいよ！
BCG などのワクチン
接種による強化

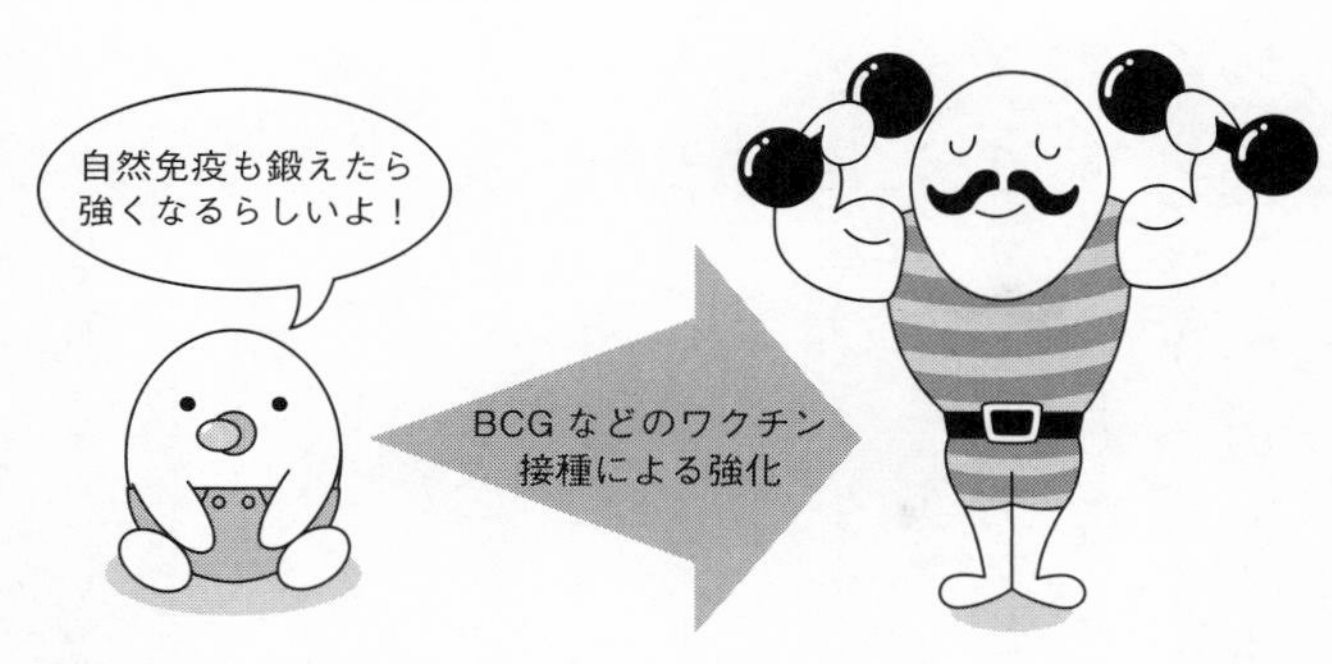

図4-2　訓練免疫とは？

なる」ことを示す論文がいくつも出ています。そして、外界からの刺激による自然免疫の強化現象のことを新たに訓練免疫（trained immunity）と呼ぶようになっています（図４－２）。

訓練免疫の例としてよく挙げられるのが、結核のワクチンであるＢＣＧによる効果です。ＢＣＧは、弱毒化したウシ結核菌を用いたワクチンで、結核の予防を目的として、新生児に1回、皮内接種します。すると、結核菌に対する特異的免疫が誘導されて、その効果は通常、20年ぐらい持続します。最近、ＢＣＧが注目されているのは、この結核に対する免疫誘導作用よりは、むしろ、結核菌以外の病原体に対する「オフターゲット効果」です。

たとえば、生後1年以内の幼児にＢＣＧ接種をすると、その後、何年もの間、結核菌以外の種々の病原体（細菌やウイルス）に対してからだの抵抗性が誘導され、感染症による死亡率が低下するという現象が世界各地から報告されています。[※7][※8][※9]すなわち、BCG接種によって、乳幼児の自然免疫が訓練を受けて能力が高まり、病原体への抵抗力が非特異的に強まる可能性が考えられています。では、自然免疫系のうち、どのような細胞が訓練を受けるのでしょうか?

マウスへのインフルエンザウイルスの実験的感染において、あらかじめBCG接種をしておくと、ウイルスの増殖が抑えられることがわかっていますが、この実験系でBCGが働く細胞を調べたところ、主にマクロファージ(食細胞の一種)であることがわかりました。[※10]マクロファージがBCGによって活性化を受け、それがインフルエンザウイルスに対する防御に働くのです。しかし、マクロファージの寿命は月単位と短いので、BCGで誘導されるより長期の抵抗性の亢進を組織に存在するマクロファージで説明するのは困難です。では、BCGはどうして持続的効果をもたらすのでしょうか?

この訓練免疫のメカニズムについては、オランダのネテアらのグループが詳細に調べています。[※11][※12]その結果、BCGは、血流中や末梢組織中の好中球、単球、マクロファージなどの自然免疫系細胞を刺激するだけでなく、骨髄に存在する自然免疫系の前駆細胞(=親細胞)にも働くことがわかりました。そして、これらの細胞では、BCGによって炎症性サイトカイン遺伝子が発現しやすい状態に変化していました。これは、遺伝子の塩基配列が変化したわけではなく、遺伝子の発現状態に対する変化で、エピジェネティック変化とよばれるものです。これらの細胞が新たにその子孫の細胞を作るときにも同様のエピジェネティックな変化が起こるために、炎症性サイトカインが産生されやすい状態が続き、この状態が一定期間持続します。[※13]

この点、ＢＣＧの免疫効果が何年ぐらい続くのかが興味深い点ですが、インドや南アフリカでの調査によると、生後すぐにＢＣＧ接種した場合、その後20年程度経つと、結核菌反応性Ｔ細胞の数は低下していたのですが、その後、再度ＢＣＧ接種をすると、結核菌反応性Ｔ細胞が増加して獲得免疫が刺激されるだけでなく、自然免疫系細胞も顕著に増加し、[※14]その効果は１年以上観察されたとのことです。[※15]これらのことから、ＢＣＧによる免疫効果は時間とともに低下するものの、長期にわたって再度刺激可能であり、自然免疫に関しては初回ＢＣＧ接種後20年以上であっても再刺激できるようです。

このように、ＢＣＧや結核菌の菌体成分は自然免疫を強く刺激しますが、他にも自然免疫を刺激できる物質が多々存在します。たとえば、その一つがワクチン一般です。ＢＣＧ以外の、一般的に使われるワクチンでも訓練免疫的な効果が期待できる可能性があるのです。というのは、ワクチンはもともと特定の病原体に対する獲得免疫を誘導することが目的であるものの、自然免疫が働かないと獲得免疫が働かないので、必ず自然免疫が動くような仕組みにしてあるからです。事実、はしかのワクチン[※16]や天然痘ワクチン、ポリオ生ワクチン[※17]においても、対象の病原体以外に対する幅広い自然免疫の訓練効果が報告されています。となると、子どもたちは、ほぼ全員、新生児期から幼児期に多種類のワクチンを受けているのですから、この時期には彼らの自然免疫は繰り返し訓練され、強化されている可能性があります。つまり、ＢＣＧだけでなくて、その他のワクチンにも自然免疫の訓練効果があることが考えられます。

そこで、これまでの文献を調べてみました。すると、食作用に関しては子どもと大人の間では大差はないようですが[※18]、血液中の白血球が作る炎症性サイトカインを作る能力に関しては、０歳から12歳の間に顕著に増加します[※19]。また、血中のＩＬ―６やＴＮＦ‐αなどの炎症性サイトカインの値は、小児のほうが成人よりも有意に高いことが報告されています[※20]。子どもたちは、大人と比べると、新型コロナウイルス感染症の重症化が起こりにくく、死亡率も非常に低いのですが、もしかすると、このような頻回のワクチン接種によって積み上げられた訓練免疫のためなのかもしれません。

最近、この考えを支持する論文が、査読前雑誌ですが、出ています[※21]。アメリカで、過去１～５年の間にワクチン接種を受けた人とそうでない人を比べると、前者の人たちのほうが新型コロナウイルス感染のリスクが低下するという報告です。特にポリオワクチン、ヒブワクチン、水痘ワクチン、肺炎球菌ワクチン（ＰＣＶ13）、高齢者用インフルエンザワクチン（アメリカで65歳以上の人に使われているもの）、Ａ型Ｂ型肝炎ワクチンを過去5年以内に受けた人は、新型コロナの感染率が2割から4割程度低下しています。

しかし、どのワクチンでもよいのではなく、ジフテリアワクチン、普通のインフルエンザワクチン、ＨＰＶワクチン、ロタウイルスワクチンなどではははっきりとした差が見られませんでした。ただし、これはまだ初期の報告であり、ワクチンを受けた年齢や他に一緒に受けたワクチンの影響など、さらなる検討が必要です。アメリカ以外の国でも検討が必要です。しかし、私がかねてから言っているように、ＢＣＧ以外のワクチンにも新型コロナウイルス感染に対して防御的に働く可能性があることが示唆されます。前にも述べた訓練免疫という概念です。これについても、今後のさらなる解析結果が待たれます。

ただし、ここで触れておくべきことがあります。それは「もし子どもが大人より自然免疫が強いのであれば、なぜインフルエンザは子どもへの感染が多いのか」ということです。一つの可能性は、ウイルスレセプターの発現部位や発現強度が関係しているかもしれません。インフルエンザウイルスのレセプターは、特定の構造を持つシアル酸であり、これが上気道の上皮細胞に発現しているために、ウイルスが入ってくると、場所的にウイルスがとりつきやすく、少々自然免疫が働いても感染を阻止できない可能性があります。

一方、新型コロナウイルスのレセプターはＡＣＥ２で、下気道の上皮細胞に強く発現していますが、一部の人たちではＡＣＥ２が上気道の上皮細胞にも発現するものの、子どもではＡＣＥ２発現が弱いという報告があります。したがって、新型コロナウイルスの場合には、ウイルスが入ってきても、とりつきにくく、しかも子どもでは自然免疫が働きやすい状況にあるので、新型コロナウイルスの感染が万が一起こっても、軽くて済み、重症化しにくい、ということかもしれません。

## 4-3 ＢＣＧ接種は重症化・致死率の抑制に効果があるのか

最近、ＢＣＧが新型コロナウイルス感染症の重症化や致死率の抑制に関係する可能性が繰り返し報告されています。

最初にこのことを指摘したのは、私が知る限りでは科学のトップジャーナルとして知られている『Science』の2020年3月23日号でした。[※22] そして、その直後の3月26日に、オーストラリアのブリスベン在住のビジネスコンサルタント、ジュン・サトウ氏が自身のウェブサイトに、彼自身の独自の解析により、次の3点を指摘したのです。[※23]

（1）国民に広くBCGを接種している国では、非接種国に比べて、新型コロナウイルスの感染者や死者が明らかに少ない。

（2）特に、イタリアとクロアチア、スペインとポルトガル、イギリスとアイルランド、スウェーデンとノルウェー、旧西ドイツと旧東ドイツのように隣接しながらBCG接種を広くしている国としていない国を比べると、明らかにBCG接種国が非接種国に比べて感染者数や死者数が少ない。

（3）各国で使われているBCGには日本株、ソ連株、ヨーロッパ株などがあるが、なかでも日本株とソ連株を使っている国々で新型コロナウイルスの重症化率、致死率が低い。

そこで私はサトウ氏の解析結果をじっくりと眺めてみました。その結果、非専門家による分析ではあるものの、なかなか説得力があると思いました。

私自身、結核菌の菌体成分は、免疫の実験で、免疫増強物質（アジュバント）としてよく使っていたことから、自然免疫を強く刺激することはよく知っていました。また、BCGが結核菌以外

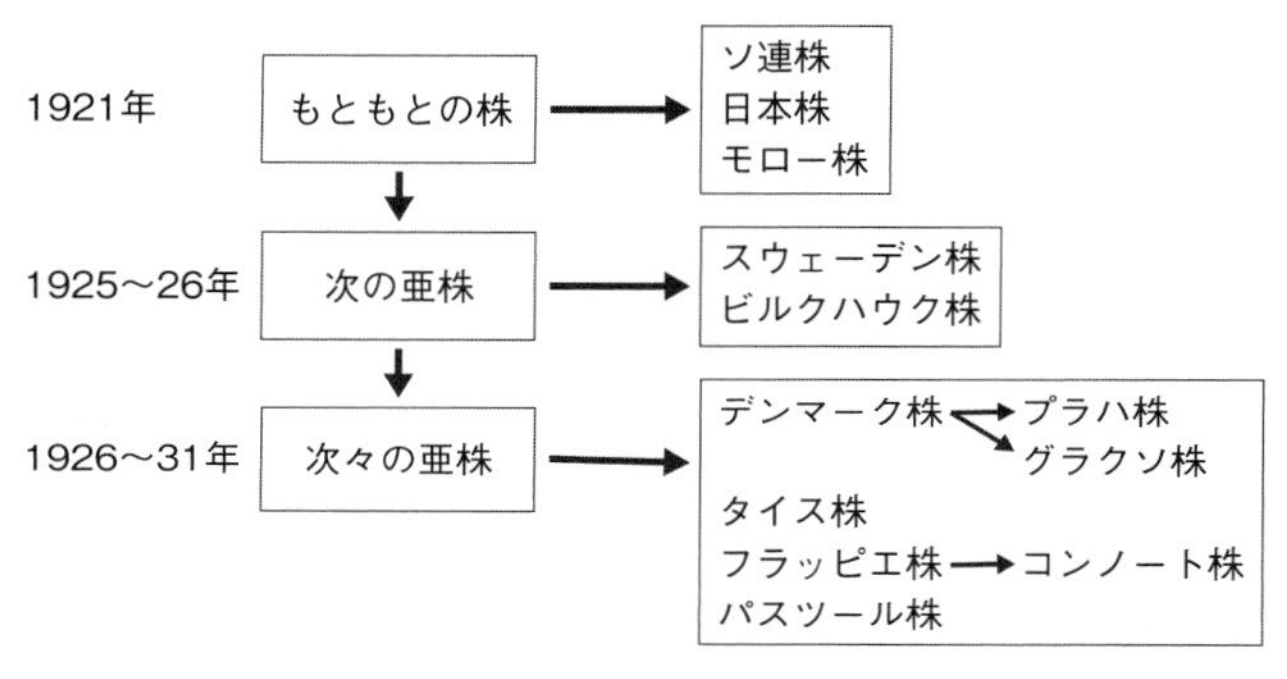


図4-3　BCG亜株とは？
（Behr MA & Small PM, *Vaccine*, 17：915, 1999から改変）

の病原体に対してオフターゲット効果（＝結核菌以外の病原体に対する抵抗力も与えること）を示すことも知っていましたが、まさか新型コロナウイルスにまでその効果が及ぶとは想像しておらず、サトウ氏らの指摘は、正直言って驚きでした。そして、さらにその数日後には、ニューヨークのグループが、ＢＣＧが新型コロナウイルス感染症の重症化や致死率の抑制に効果がある可能性が高いことを報告し[※24]、その後、同様のことを報告する論文が相次いで現れ[※25]、現在ではおそらく20報以上の同様の論文が発表されています。

そこで、これまでのデータをじっくりと解析してみました。その結果は、確かにサトウ氏の指摘どおりで、人口100万人当たりの死者数を見ると、ＢＣＧを広範に国民に投与している国はＢＣＧを投与していない国に比べて数十倍低く、この効果は特に日本株と

| BCG亜株 | MPB64 | MPB64遺伝子 | MPB70 | MPB80 | メトキシミコレート |
|---|---|---|---|---|---|
| コペンハーゲン株 | − | − | − | − | − |
| グラクソ株 | − | − | − | − | − |
| パスツール株 | − | − | − | − | − |
| タイス株 | − | − | − | − | − |
| 東京株 | ＋ | ＋ | ＋ | ＋ | ＋ |
| モロー株 | ＋ | ＋ | ＋ | ＋ | ＋ |
| ソ連株 | ＋ | ＋ | ＋ | ＋ | ＋ |
| スウェーデン株 | ＋ | ＋ | ＋ | ＋ | ＋ |

表4-1　BCG亜株とその細胞膜構成成分
（戸井田一郎、資料と展望、48：15、2004から改変）

ソ連株のＢＣＧを使ったときに顕著である傾向がありました。これが２０２０年5月初旬のことです。

そこで、まずＢＣＧの株について調べてみました。するとわかったのは、ＢＣＧはもともと１９２１年にフランスのパスツール研究所で作られ、この元の株が各国に分与され、それぞれの国で独自株（亜株）として維持されています（図４-３）。できてすぐに分与されたのが、ソ連株、日本株などの「早期分与株」で、現在、ヨーロッパで使われている株の多くはさらに数年後に分与された「後期分与株」です。[※26]

遺伝的解析の結果、早期分与株と後期分与株では、遺伝子発現が若干異なり、さらに、菌体表面成分を見ると、早期分与株に比べて、後期分与株では、MPB64、MPB70、MPB80などの膜タンパク質

ワクチン中の生菌数

| 国 | BCG亜株 | 生菌数（100万/ml） |
| --- | --- | --- |
| 日本 | 日本株 | 20〜50 |
| フランス | フランス株 | 1〜10 |
| オーストラリア | フランス株 | 7〜15 |
| オランダ | フランス株 | 1〜10 |
| デンマーク | デンマーク株 | 3〜7 |
| ドイツ | デンマーク株 | 1〜3 |
| イギリス | グラクソ株 | 8〜26 |
| ソ連 | ソ連株 | 10〜30 |
| ブラジル | モロー株 | 2〜10 |

ワクチンの感作能力（結核に対して免疫を誘導する力）

| BCG亜株 | 平均スコア |
| --- | --- |
| 日本株 | 3.0 |
| フランス株 | 4.3 |
| デンマーク株 | 4.0 |
| グラクソ株 | 2.0 |
| ソ連株 | 4.0 |
| モロー株 | 4.8 |

表4-2　BCG亜株の生菌数と感作能力
（橋本達一郎、結核、62：51、1987から改変）

やメトキシミコレートのような脂質成分が消失していることがわかりました（表４－１）。

さらに、早期分与株由来ワクチンは、後期分与株由来ワクチンに比べて、含まれている生菌数がずっと多く、一方で、結核に対して免疫を誘導する力はあまり変わらないことがわかりました[※27]（表４－２）。これらのことは、早期分与株も後期分与株も、目的である結核に対する免疫誘導能は同程度であるものの、早期分与株のほうがさまざまな細胞膜成分が豊富であり、オフターゲット効果をもたらす能力が高い可能性が考えられます。

事実、ＢＣＧ投与後に誘導される末梢血白血球のサイトカインの産生を調べると、早期分与株の一つ日本株は、後期分与株の一つデンマーク株に比べて、多量の炎症性サイトカインを作らせま

| 国 | 人口100万人当たりの死者数 | 広範なBCG接種 | 用いられたBCG株 |
|---|---|---|---|
| 人口当たりの死亡者の多い国 | | | |
| ベルギー | 853 | なし | |
| イギリス | 611 | なし | |
| スペイン | 623 | なし | |
| ペルー | 880 | 現在、実施中 | デンマーク株 |
| イタリア | 587 | なし | |
| スウェーデン | 575 | なし | |
| チリ | 591 | 現在、実施中 | デンマーク株 |
| 人口当たりの死亡者が少ないアジアの国々 | | | |
| インド | 48 | 現在、実施中 | インド株(デンマーク株由来) |
| オーストラリア | 26 | なし | |
| 日本 | 10 | 現在、実施中 | 日本株 |
| 韓国 | 6 | 現在、実施中 | デンマーク株を含む複数株? |
| ニュージーランド | 4 | なし | |
| 中国 | 3 | 現在、実施中 | ロシア株 |
| 台湾 | 0.3 | 現在、実施中 | 日本株 |

表4-3　各国における人口100万人当たりの死者数とBCG接種の有無、用いられているBCG亜株

す。[※28] ＢＣＧの早期分与株と後期分与株の間では、抗結核菌免疫を誘導する力は変わらないものの、それ以外のところでの免疫刺激効果が高い、つまりオフターゲット効果が高いことを示唆する知見です。このことについて、私が国際誌EMBO Molecular Medicineで発表したのが、２０２０年の5月26日のことでした。[※29]

その後も、ＢＣＧ接種によって新型コロナウイルス感染症の頻度や重症化率・致死率が下がるという論文が相次いで報告されています。

２０２０年9月3日の時点のデータを示します[※30]（表4-3）。これを見ると、人口１００万人当たりの死者数が５００人以上と非常に多い7ヵ国のうち、ヨーロッパ5ヵ国は広範なＢＣＧ接種を行っておらず、南米のペルーとチリの2ヵ国が広範

なＢＣＧ接種を行い、後期分与株のデンマーク株を使っています。

一方、人口１００万人当たりの死者が50人以下の７ヵ国を見ると、すべてアジア・オセアニアの国であり、そのうちの５ヵ国がＢＣＧ接種を広く実施していて、早期分与株である日本株、ソ連株の使用が目立ちますが、インドと韓国はデンマーク株由来のものを使っているようです。いずれにしても、人口１００万人当たりの死者が少ない国では、ＢＣＧを広範に接種している国が多い傾向があります。

さらに最近、ＢＣＧを乳児期に受けた人たちにＢＣＧの追加接種をしたところ、新型コロナウイルスに感染しにくくなることが報告されました。まだ査読前論文であり、調査に含まれる人数も少ないのですが、興味深い結果ですので、敢えて紹介します。それは、アラブ首長国連邦で行われた結果です。この国では全員に生後すぐにＢＣＧ接種が行われています[※31]。ある病院に勤務する医療従事者を２群に分け、１群の71名にはＢＣＧ追加接種、もう１群の２０９名は非接種として、その後３ヵ月間、新型コロナウイルス感染の有無をＰＣＲ検査によって検討しました。その結果、ＢＣＧ追加接種群は感染者ゼロだったのですが、非接種群には18名（８・６％）の感染者が出たのです。検査は二重盲検ではなく、調査人数も限られていて、その年齢、性別、民族などが明らかにされていません。したがって、今後のさらなる解析が必要ですが、ＢＣＧ追加接種にブースター効果があり、それが新型コロナに対する感染防御に働く可能性があります。

しかし、ＢＣＧの影響に関するデータを地理的によく見ると、明らかな例外があります。それはオーストラリアとニュージーランドです。これらの国は、過去30年間、広範なＢＣＧ接種は行っていませんが、日本と同程度かそれより低い致死率を示しています。さらに、南米を見ると、どの国も広範なＢＣＧ接種を行っているとのことですが、当初、感染が増え始めたときは致死率がアジア並みに低かったものの、現在は人口１００万人当たり、ペルーが８８０、チリ５９１、ブラジル５７６、メキシコ５０５と、軒並み、欧米並みの高い数字になっています（２０２０年9月2日現在）。使われているＢＣＧ株は多くの場合、デンマーク株のようです。つまり、広範なＢＣＧ接種が行われていても、地域によっては、必ずしも新型コロナウイルスの感染者数や死者数が少ないとは限らないようです。また、広範にデンマーク株を使っている国では、死者数が多いところと少ないところの両方があります。

これらの結果を見ると、ＢＣＧを広く国民に接種している国では新型コロナウイルス感染症による感染率・致死率が低い傾向にあることが明らかですが、これらの国はアジア・オセアニア、アフリカであることが多く、一方、アジア・オセアニアであれば、ＢＣＧ接種を広くやっていないオーストラリア、ニュージーランドでも感染率・致死率は低いのです。すなわち、ＢＣＧ接種は新型コロナウイルスに対する人々の抵抗力を上げている可能性は十分にありますが、アジア・オセアニアに住んでいれば必ずしもBCG接種をしていなくてもよいことが示唆されます。では、アジア・オセアニアに住むと何が有利なのでしょうか?

## 4-4 交差免疫の可能性

最近、新型コロナウイルス感染においては、自然免疫の重要性に加えて、獲得免疫のT細胞の重要性が指摘されています。特に、アメリカ、[※32※33]オランダ、[※32]ドイツ、[※34]シンガポール、[※35]イギリス、[※36]スウェーデン[※37]の異なる6ヵ所において、新型コロナウイルスに未感染の人たちの2割から5割が新型コロナウイルスの持つ特定のアミノ酸配列に反応するT細胞を持っていると報告されています。先に述べたとおり、特定の抗原に反応するT細胞の頻度は血液中では検出できないぐらい低いことから、この事実は、これらの人たちが実は新型コロナウイルスに知らないうちに曝露されていたか、それとも何か似たウイルスに感染していた可能性が考えられます。まず、前者ですが、前記論文で調べられた血液サンプルのかなりが、新型コロナウイルス感染が報告されるよりもずっと前に集められたものであることを考えると、その可能性はきわめて低いと思います。

一方、むしろ後者の可能性を示す結果が最近報告されています。前に述べたように、新型コロナウイルスと似た４種類のヒトコロナウイルス（ＣｏＶ）が存在します。それぞれ、HCoV-OC43, HCoV-HKU1, HCoV-NL63, HCoV-229Eと名付けられています。普通の風邪の２〜３割程度はこれらのどれかによるものであるとされています。つまり、ごく普通にある鼻風邪コロナウイルスといっていいでしょう。

アメリカのラホヤ研究所のグループは、新型コロナウイルス未感染者で検出される反応性Ｔ細胞が別の鼻風邪ウイルスの感染によってできた可能性を想定して、これらの人から採取したＴ細胞に鼻風邪ウイルス由来の抗原（＝ウイルス由来の15アミノ酸残基からなる各種ペプチド配列）を加えて、Ｔ細胞が活性化するかを調べました。[※38] 用いられたＴ細胞はすべて２０１５〜18年の間、すなわち、新型コロナウイルスが出現する前に採取されたものが使われました。その結果、彼らの予想どおり、新型コロナウイルス未感染者で検出される反応性Ｔ細胞は、鼻風邪コロナウイルス由来の抗原で活性化することができ、さらに、反応する細胞はＣＤ４陽性のヘルパーＴ細胞であることがわかりました。したがって、未感染者で新型コロナウイルス反応性として検出された細胞は、鼻風邪コロナウイルス感染によって活性化されたヘルパーＴ細胞である可能性が高いということになります。

　これらの研究でもう一つ大事なことは、ヘルパーT細胞が抗原として認識したのは、ウイルスのスパイクタンパク質由来の特定のアミノ酸配列だけでなく、ウイルスのMタンパク質やNタンパク質由来のアミノ酸配列も含まれていたということです。[※37][※39]すなわち、T細胞は、スパイクタンパク質だけを異物として認識するだけでなく、ウイルスの他の部分も異物として認識できる可能性があるということです。[※35]この点、ワクチン作製のためには、現在はもっぱらスパイクタンパク質だけが抗原として用いられています。しかし、以上の知見は、スパイクタンパク質以外の別の部分もワクチンのための抗原として含めたほうが、T細胞まで刺激できるので、望ましいかもしれない可能性を示しています。この点については、第7章のワクチンのところで再度述べます。

　ただし、まだ一つ大事なことがわかっていません。それは、これらのヘルパーT細胞が新型コロナウイルス感染に対して果たして防御的に働く細胞かどうかということです。[※40]つまり、交差性に働く免疫が、新型コロナウイルス感染に対して良い役割をするのか、それとも悪い働きをするのかが、まだわかっていないのです。前に説明したように、ウイルス反応性のCD4 T細胞は、通常は、ウイルスの侵入とともにB細胞に指令を出して抗体を作らせてウイルスを排除し、さらにキラーT細胞に指令を出してウイルス感染細胞を殺させることから、ウイルスに対して防御的に働くはずです。しかし、果たして新型コロナウイルスでもそうなのか、つまり、これらのT細胞が善玉なのか、それとも悪玉なのか、この点については不明です。

後でも触れますが、免疫反応はウイルスの侵入に対して防御的に働くものが多いものの、感染に対して促進的に働く（つまり、T細胞が悪玉となって感染症を悪くする）場合もあります。ここは単に交差免疫が良いほうに働くかもしれないと楽観視するよりも、万が一のことも考えて、両方の可能性について慎重に調べることが必要です。実は、後でも述べるように、この部分は、日本人が新型コロナウイルス感染において重症者が少ない、死者が少ないということに大いに関係するところがあります。ところが、残念ながら、日本ではT細胞の反応性について解析が大きく遅れていて、これに関連した報告がまだありません。

## 4-5 民族差、血液型、生活習慣の差はどのくらい重要か

「日本人が欧米人に比べて、新型コロナウイルス感染において重症者の数が少なく、死者も少ない、だから、ファクターXがあるかもしれない」と山中伸弥先生は言っておられます。[※41]

実は、私も、日本人だけでなくアジア人全体に何か新型コロナウイルスに対する抵抗性に関してファクターXがあるような気がしています。

しかし、それは前にも書きましたが、血液型ではなく、HLA型でもないように思います。キスをしない、ハグをしない、家の中に土足で入らない、などの生活習慣の差は、重要な因子だとは思いますが、このあたりはアジアの国の中では一様ではなく、一定の傾向がありません。したがって、生活習慣の差はファクターXにはなりにくいでしょう。

むしろ、既知のことではない何かがあるような気がしています。その一つとして、東北大学の大隅典子教授は、新型コロナウイルスの重症化に血栓形成が関わることがあることから、血栓形成を阻害する薬物であるワルファリンに注目しています。[※42]

ワルファリンは、もっともよく使われる抗凝固剤の一つで、個人ごとに至適量がかなり違うことが知られています。つまり、ある人では他の人よりずっと多量を使わないと十分な効果が得られず、別の人ではずっと量を減らして使わないと出血などの副作用が起こるのですが、この差がVKORC1という遺伝子の多型性によることがわかっています。VKORC1はVitamin K epoxide reductase complex 1（ビタミンKエポキシドレダクターゼ複合体1）というタンパク質をコードする遺伝子で、このタンパク質がワルファリンの標的分子です。VKORC1遺伝子には多型性があり、ワルファリンが効きやすい遺伝子を持つ人は東アジアに多く、東アジアでは新型コロナウイルスの重症化率や致死率が低い点に着目した大隅教授は、「ワルファリンが効きやすい遺伝子のタイプの人は、ワルファリン服用の有無にかかわらず、血栓ができにくい体質を持っており、このことが新型コロナウイルス感染症の重症化を防ぐことにつながっているのかもしれない」と示唆しています。興味深いのですが、これが本当に因果関係のあることなのか、それとも偶然の一致なのかが今のところわかりません。今後の解析が必要です。

この他にも、このような遺伝的多型性によって新型コロナウイルスに対する感受性、特に重症化の起こしやすさが変わることがないか、多くの研究が行われています。その結果、一つわかってきたのが、血液型との関連です。イタリア、スペインともに、O型の患者が他の血液型の患者に比べて3～4割ほど重症化する割合が少ないという傾向が見られています[※43]。また、アメリカや中国からもO型の人が若干感染しにくい傾向があると報告されています[※44]。

しかし、O型の割合は、日本人では30％程度であるのに対して、重症化率・致死率の高い欧米人のほうが45～50％とむしろ割合が多いのです。もしO型の人に重症化を起こしにくい傾向があるのであれば、これは逆でないと都合が悪いことになります。したがって、日本人の重症化率・致死率の低さを血液型に求めるのは、無理があります。血液型がファクターXである可能性は非常に低いでしょう。


※1 https://www.worldometers.info/coronavirus/

※2 https://toyokeizai.net/articles/-/363402

※3 Callow KA et al, *Epidemiol Infect*, 105(2):435, 1990.

※4 Moscola J et al, *JAMA*, 324(9):893, 2020.

※5 Gallais F et al, *medRxiv*, https://doi.org/10.1101/2020.06.21.20132449

※6 https://www.niid.go.jp/niid/ja/diseases/ka/corona-virus/2019-ncov/2488-idsc/iasr-news/9714-485p02.html

※7 Stensballe LG et al, *Vaccine*, 23(10):1251, 2005.

※8 de Castro MH et al, *Clin Infect Dis*, 60(11):1611, 2015.

※9 Higgins JPT et al, *BMJ*, 355:i5170, 2016.

※10 Spencer JC et al, *J Infect Dis*, 136(2):171, 1977.

※11　Netea MG et al, *Cell*, 181(5):969, 2020.
※12　Netea et al, *Nat Rev Immunol*, 20(6):375, 2020.
※13　Cirovic B et al, *Cell Host & Microbe*, 28(2):322, 2020.
※14　Rakshit S et al, *JCI Insight*, 4(24):e130540 2019.
※15　Suliman S et al, *J Immunol*, 197(4):1100, 2016.
※16　Aaby P et al, *BMJ*, 341:c6495, 2010.
※17　Aaby P & Benn CS, *Clin Microbiol Infect*, 25(12):1459, 2019.
※18　Prosser A et al, *Pediatr Res*, 74(5):503, 2013.
※19　Decker M-L et al, *Sci Rep*, 7(1):17842, 2017.
※20　Sack U et al, *Clin Diag Labor Immunol*, 5(1):28, 1998.
※21　Pawlowski C et al, *medRxiv*, 2020, https://doi.org/10.1101/2020.07.27.20161976v2
※22　https://www.sciencemag.org/news/2020/03/can-century-old-tb-vaccine-steel-immune-system-against-new-coronavirus
※23　https://www.jsatonotes.com/2020/03/if-i-were-north-americaneuropeanaustral.html

※24 https://www.medrxiv.org/content/10.1101/2020.03.24.20042937v2
※25 Escobar LE et al, *PNAS*, 117(30):17720, 2020.
※26 Behr MA & Small PM, *Vaccine*, 17(7-8):915, 1999.
※27 戸井田一郎、資料と展望、48:15, 2004.
※28 Wu B et al, *Infect Immun*, 75(7):3658, 2007.
※29 Miyasaka M, *EMBO Mol Med*, 12(6):e12661, 2020.
※30 https://www.worldometers.info/coronavirus/
※31 https://www.medrxiv.org/content/10.1101/2020.08.10.20172288v1
※32 Weiskopf D et al, *Sci Immunol*, 5(48):eabd2071, 2020.
※33 Grifoni A et al, *Cell*, 181(7):1489, 2020.
※34 Braun J et al, *Nature*, online, doi: 10.1038/s41586-020-2958-9
※35 Le Bert et al, *Nature*, 584:457, 2020.
※36 Ng K et al. *bioRxiv*. 2020. doi:10.1101/2020.05.14.095414.

※37 Sekine T et al, *Cell*, online, doi: 10.1016/j.cell.2020.08.17
※38 Mateus J et al, *Science*, online, doi: 10.1126/science.abd3871
※39 Gallais F et al, *medRxiv*, 2020, https://doi.org/10.1101/2020.06.21.20132449
※40 Altmann DM & Boyton RJ, *Sci Immunol*, 5(49):eabd6160, 2020.
※41 https://www.covid19-yamanaka.com/cont11/main.html
※42 https://note.com/sendaitribune/n/n2b2e936fb941
※43 Ellinghaus D et al, *NEJM*, online, doi: 10.1056/NEJMoa2020283
※44 http://www.igakuken.or.jp/r-info/covid-19-info629.html#r200629

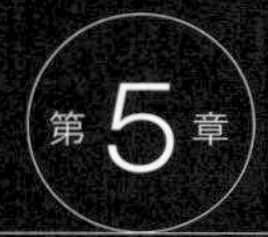


# 集団免疫でパンデミックを収束させることはできるのか

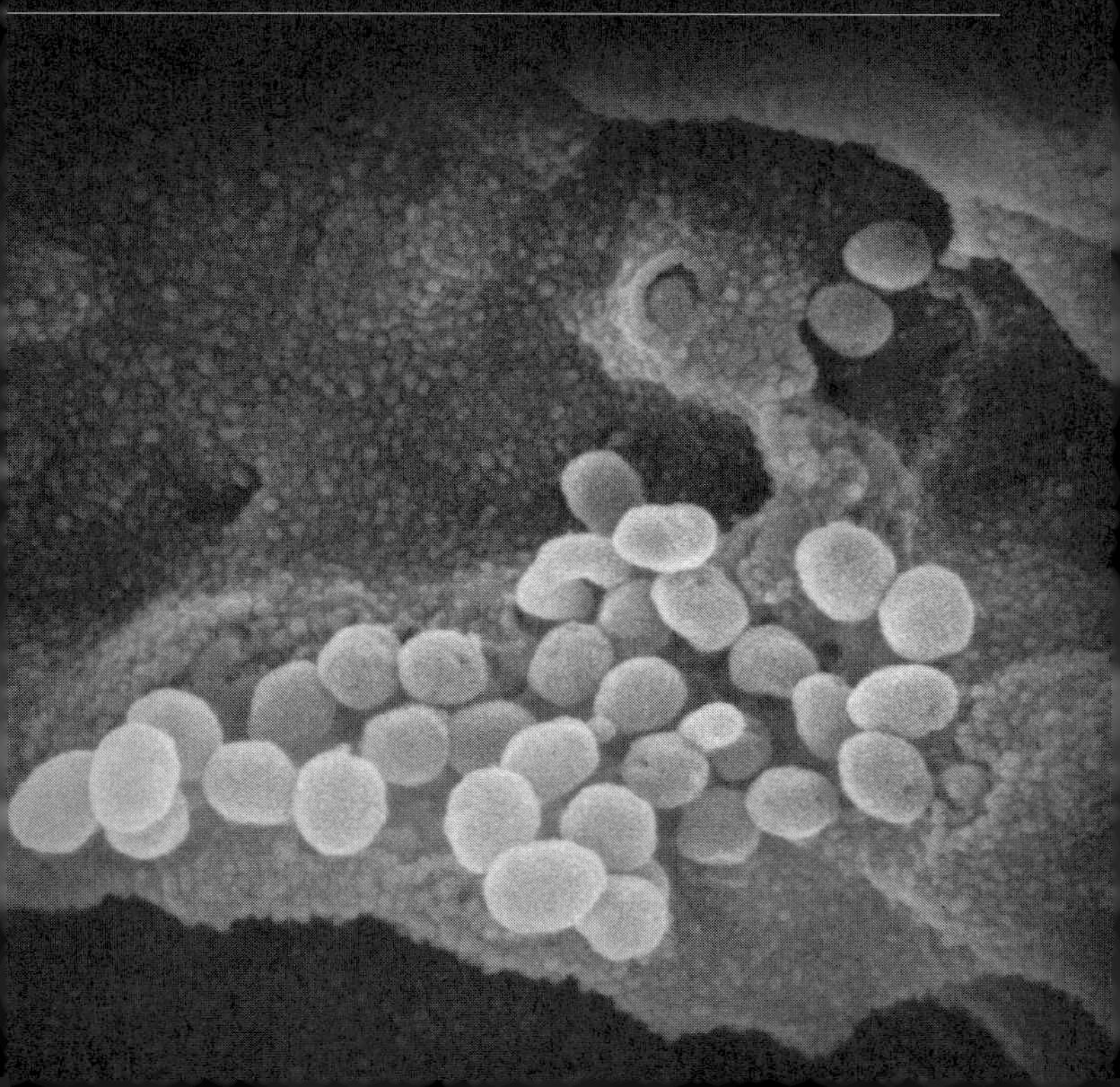

## 5-1 集団免疫とは

「集団免疫」という言葉は昔からあるのですが、私がこの言葉を久しぶりにテレビニュースで耳にしたのは、新型コロナウイルス感染症が報告されてから間もない、2020年3月初め、イギリスからのニュースでした。イギリスのインペリアルカレッジロンドンの疫学の教授であるニール・ファーガソン氏が、「人口の60%が感染すれば流行が収束するはずなので、国民の多数がこのウイルスにかかることで社会に『集団免疫』をつけることが望ましい」と主張したのです。イギリスのボリス・ジョンソン首相は、この説に従って、イギリスでは「集団免疫の獲得を流行収束の目標とする」という政府の基本方針を打ち出しました。

イギリスはそもそも感染疫学の発祥の地でもあり、国内では賛否両論があったものの、多くの人たちは、「集団免疫は獲得可能」と信じ、一方、政府は感染者の自宅隔離以外は積極的な感染対策は打ち出さず、学校も社会も以前と同様に活動を続けたのです。ところが、イギリスではその後も感染者が急激に増え続けただけでなく、死者も予想を超えて増加し続けました。その結果、ジョンソン首相はついに方向転換せざるを得なくなり、集団免疫は棚上げにして、4月以降はロックダウンをはじめとする政策をとるようになったのです。

しかし、その決断は残念なことに「時すでに遅し」でした。結局、イギリスでは9月2日現在で、30万人を超える感染者と4万1000人の死者が出ました。人口100万人当たりに換算すると、感染者は4962人、死者は611人と、ヨーロッパではスペインに次ぐ「感染大国」となったのです（ちなみに同時期での日本の人口100万人当たりの感染者は541人、死者は10人です）。

実は、同様のことがスウェーデンでも起こりました。国の疫学政策を主導する公衆衛生局の疫学者アンデシュ・テグネル氏が、新型コロナウイルスに対しては「都市封鎖をするよりは、多くの人が感染して集団免疫を目指すのが早い」と主張して、国全体が強い行動規制はせずに、集団免疫の獲得を目指しました。その後、スウェーデンではこれまでに人口100万人当たりの感染者は8360人とイギリスよりもずっと多くなり、同じく人口100万人当たりの死者も575人と、ヨーロッパでは最大クラスの数字となっています。つまり、どちらの国でも、一定期間を見る限りにおいては、集団免疫策は成功しなかったように見えます。

それでは集団免疫とはどのようなことでしょうか？　集団免疫とは、特定の集団が感染症にかかるか、あるいはワクチン接種をすることにより、多くの人が免疫を獲得し、それにより集団全体が感染症から守られるようになる現象のことです。集団の中で免疫を持っている人が一定割合

$$\text{集団免疫閾値} = \left(1 - \frac{1}{R_0}\right) \times 100$$

$R_0$は基本生産数

図5-1　集団免疫閾値の計算式

以上いると、感染するのは一部の人に限られ、集団の大部分には感染が広がりません。あたかも集団全体に免疫状態が出来上がっていて、特定の感染症から守られているように見えることから、集団免疫とよばれるのです。

社会が集団免疫を獲得するためには、その社会の中に一定以上の割合で免疫保有者が存在することが必要です。この最低限の割合のことを「集団免疫閾値（いきち）」といいます（閾値とは、一定の反応を起こさせるために必要な最小値のことです）。この値は感染症ごとに異なります。それは感染症によって感染力が異なるからです。

「集団免疫閾値」のことを理解する際に大事なのが、個々の感染症の感染の強さを表す「基本再生産数」$R_0$です。$R_0$とは、1人の感染者がまわりの免疫のない人のうち何人に感染させうるのかを示す数字です。$R_0>1$であれば、感染が拡大します。たとえば、感染力が非常に強い麻しん（はしか）では$R_0$は12〜18です。感染者1人が出ると、その人だけで、周囲の12人から18人に感染を広げてしまうのです。一方、もし$R_0<1$であれば、流行は広がりません。$R_0=1$では、流行は拡大も縮小もしません。

| 疾患名 | 基本再生産数 | 集団免疫閾値 |
| --- | --- | --- |
| 麻しん（はしか） | 12〜18 | 92〜94% |
| 百日咳 | 12〜17 | 92〜94% |
| おたふく風邪 | 4〜7 | 75〜86% |
| 風しん | 6〜7 | 83〜86% |
| インフルエンザ | 1.4〜4 | 30〜75% |
| 新型コロナウイルス感染症 | 2.5？ | ？ |

表5-1　各種感染症における基本再生産数と基本免疫閾値

「集団免疫閾値」は、この定義のもとに算出され、図５-１のような式で計算されます。

麻しん（はしか）だと、この閾値が92〜94％なので、集団の９割以上が免疫を持っていないと、はしかの感染が拡大していくことになります（表５-１）。インフルエンザだと、基本再生産数がもっとずっと低く、１・４〜４なので（インフルエンザウイルスは流行する年によって感染性にかなり差があるので、基本再生産数に幅があります）、集団免疫閾値も30〜75％と下がります。

これに対して、新型コロナウイルス感染症では、$R_0$が当初は２・５ぐらいとのことでした。２・５を公式に当てはめると60％という数字が出てきます。つまり、以上の集団免疫説によれば、新型コロナウイルスでは集団の６割以上が免疫を持っていれば感染が収まることになります。ところが、実はこれがそうはならないのです。

このことを説明する前に、世の中ではこの6割という数字が独り歩きして、間違って使われていますので、この「大きな誤解」について先に説明したいと思います。

私がこの集団免疫のことについて「大きな誤解」があることを理解したのは、2020年4月15日の厚生労働省クラスター対策班の記者会見の際のことでした。西浦博氏（当時、北海道大学所属、現在は京都大学）が、われわれは新型コロナウイルスに対する免疫を持たないので、何も対策をしないと、今後、重症者は約85万3000人、死者は約42万人となる可能性がある、という旨のショッキングな予測をしたのです。この予測は、重症化率1％前後という仮定のもとに、日本国民1億2600万人の6割以上が感染した場合に成立するものです。すなわち西浦氏は、何も対策をとらないと、日本国民の6割以上が感染すると考えていたことになります。

実は、この予測は、英国で集団免疫論を主導したニール・ファーガソン教授の「何も対策をとらなければ、最悪の場合、イギリス全体の6割が感染する」という主張に合致するものです。都市封鎖を行わなかったスウェーデンのアンデシュ・テグネル教授も同様の主張をしています。西浦氏も同様な考えを持っていたと思われます。

ところが、先に述べた集団免疫閾値の公式とファーガソン教授らの発言をもう一度見直してください。正しくは「集団の6割が免疫を持っていないと感染が拡大していく」であって、「免疫を持たないと6割が感染する」ではないのです。集団免疫の概念においては、後者のような概念は一切含まれておらず、これは明らかな誤解です。

　実際、これまでの世界各地での感染事例を見ても、一定地域の中で6割もの人が感染したことがあったかというと、答えはノーです。これは中国の武漢やイタリアのロンバルディアなどのきわめて深刻な感染状況だったところでも、一つの地域内の感染した人の割合はせいぜい2割ぐらいでした。日本に寄港したダイヤモンド・プリンセス号でも感染したのは、3711人の乗員乗客のうち712名[※1]と、全体の2割弱でした。よほど感染者が多発したように見えても、とても社会の6割が感染するというような状況はこれまで起きていません。

　それはなぜかというと、少なくとも2つの理由があります。一つは、社会を構成する人は均一ではなく、免疫力の点から見ると弱い人から強い人まで多様であり、弱い人から先に感染していくからです。つまり、感染が進むほど、抵抗力の強い人が残ってくるので、感染は一様には進まなくなるのです。

　もう一つの点は、感染が進むにつれて人々は警戒して、行動規制をし、対人距離をとるようになります。新型コロナウイルスの主な感染経路は飛沫感染であり、飛沫が飛び交う距離を避ければ感染のリスクは著しく下がります。極端な例として、家に引きこもれば、まったく感染はしなくなるのです。これらの２つの理由から、社会の中での感染拡大はあるところから進みにくくなり、やがて止まるのです。ということは、社会状況によって、１人の人が感染させうる人の数、すなわち、基本再生産数$R_0$は変わりうるということです。$R_0$とは、社会でまったく対策がとられていないときの感染力を表す数値で、いわば「素」の感染力を表す値と言ってもいいでしょう。

先に述べたように、当初は、新型コロナウイルスの場合、基本再生産数$R_0$は２・５程度と考えられていました。しかし、感染が進み、お互いが自粛して距離をとり合うようになると、ウイルスは人から人へとうつりにくくなるので、感染効率が少しずつ落ちてきました。さらに、感染拡大とともに、社会には感染しにくい人が残る傾向があるので、ウイルスの感染効率はますます下がります。つまり、基本再生産数$R_0$は社会的な状況によってかなり変わります。このようなことから、感染が広がりつつあるなかで社会的な状況を考慮して用いられるのが、実効再生産数（$R_t$）です。これについては、次の節で説明をします。

## 5-2 基本再生産数と実効再生産数

簡易的な実効再生産数 $R_t = \left( \dfrac{J_k}{J_{k-1}} \right)^{\frac{\mu}{n}}$

$n$ ：報告間隔（7日）
$\mu$ ：平均世代期間（5日）
$J_k$ ：直近n日間の新規感染者数
$J_{k-1}$ ：その前n日間の新規感染者数

図5-2　実効再生産数の計算式

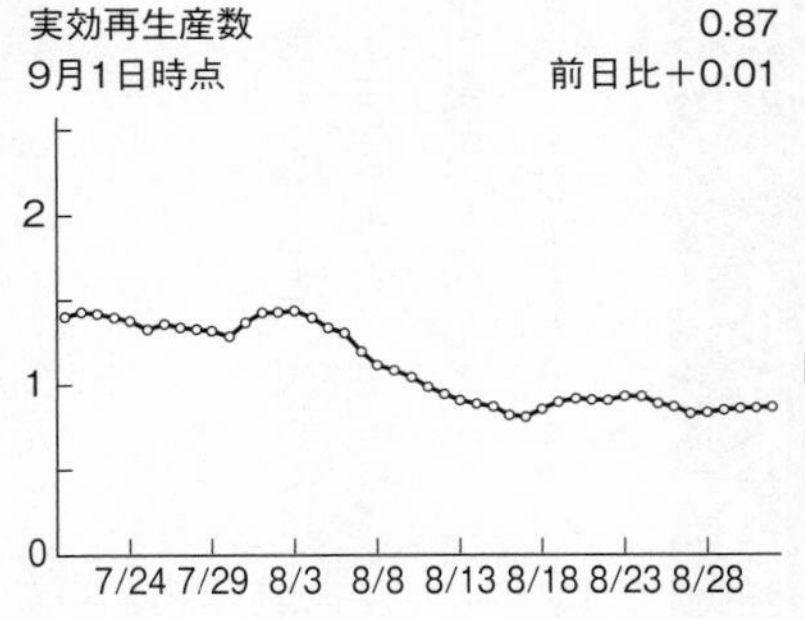


図5-3　実効再生産数Rtの変化（東洋経済オンラインwebページより）

実効再生産数（$R_t$）の計算のために日本でよく用いられているのが図5－2の公式で、前掲の西浦博氏が使っています。

ここで平均世代期間とは、「1人の感染者が感染してから、その2次感染者が感染するまでの平均時間」です。西浦氏が監修する東洋経済オンライン・ウェブサイト[※2]では、5日、そして、報告間隔は7日として計算しています。

このように計算された実効再生産数は、2020年7月から8月にかけては1・25ぐらいの数値でした。そして、同年9月2日では、東京は0・91、大阪府で0・67と、着実に低下してきて

います。もし、これより少し高めの1・25という数値を用いて集団免疫閾値を計算すると、

(1－1/1.25)×100＝20%

という数字が出てきます。

つまり、これを額面どおりにとると、現状では、集団の2割が免疫を保持していれば感染は広がらないはず、ということになります。先に挙げた6割という数字とは大きく異なりますね。このことについては次の章で説明するとして、ここでは、社会の状況によっては、図5－3のように、集団免疫閾値は時間とともに変わりうるものであるということを理解してください。

## 5-3 新型コロナウイルスの集団免疫6割説は間違いか

それでは、以上のことを考慮したうえで、新型コロナウイルスの集団免疫6割説の妥当性について考えてみましょう。

先に、麻しんでは、社会の9割以上が免疫を持てば感染を抑えることができると説明しました。麻しんワクチンの効力は非常に高く、2回の接種をすると、約97%の人たちにウイルスの感

染を抑える抗体（＝中和抗体、あるいは善玉抗体）ができて、それが20年以上持続します。つまり、麻しんでは、抗体の獲得そのものがすなわち免疫の獲得であり、それが長続きするのです。このような状況だと、当初の集団免疫の定義のごとく、個人が一度免疫を獲得すると社会では免疫保有者の割合が増えていき、やがて集団が守られるようになります。

しかし、その他のウイルス疾患ですと、必ずしも抗体＝免疫とはなりません。たとえば、エイズ（＝ＨＩＶ感染症）がその良い例です。エイズの感染者の体内では抗体ができて、これが感染しているという目印になります。しかし、感染者でできている抗体を試験管内でエイズウイルスに加えても殺さず、ウイルスの活性は変わらないことがほとんどです。つまり、抗体ができていても、ウイルスの機能を抑える中和抗体ができているとは限らないのです。ウイルスを殺せない「役なし抗体」ができているのです。このようですと、抗体があっても免疫があるとは言えません。

もう一つ、抗体＝免疫とは言えない例を示します。ネコにもコロナウイルスが存在します。ネコのコロナウイルス感染はひどい消化器症状を起こすことから、１９９０年代にアメリカでワクチンが開発されました。ところが、このワクチンを投与したネコでは、抗体ができるものの、ウイルス感染は予防できず、発症後にかえって重症化したのです。[※3]抗体依存性感染増強（ＡＤＥ：

antibody-dependent enhancement of infection）とよばれる現象です。できた抗体は中和抗体ではなく、感染を促進させてしまうようないわば悪いことをする悪玉抗体だったのです。ここでも、抗体＝抵抗性の獲得ではありません。

もし抗体＝抵抗性の獲得ではないとすると、集団免疫獲得の有無を調べるために抗体の陽性率を調べるのはどれだけの意味があるのだろうかと思われます。にもかかわらず実際のところは、抗体陽性率を調べることにより、集団免疫が期待値の６割に近づいているかが調べられてきたのです。たとえば、２０２０年5月28日、『ニューヨークタイムズ』紙に「われわれの世界はコロナに対する集団免疫にまったく達していない」（"The world is still far from herd immunity for coronavirus"）という記事が掲載されています。[※4] それを見ると、「抗体陽性率は、ニューヨークでは19・９％、武漢10％、ボストン９・９％、ストックホルム７・３％、バルセロナ７・１％と、いずれも60％からは程遠い。すなわち、世界的にはどの土地においても集団免疫からはほど遠い状況であり、この感染症で集団免疫を獲得するのにはまだかなりの時間が必要であろう」と堂々と書かれているのです。

しかし、この結論はいくつかの点で、間違っていると思います。

まず1番目に、先に述べたように、免疫では抗体だけが重要なのではありません。われわれの免疫の仕組みは自然免疫と獲得免疫の二段構えです。場合によっては、自然免疫だけでもウイルスを撃退できます。その場合には抗体はできません。もしウイルスが自然免疫によるバリアーを突破すると、最初に反応するのがヘルパーT細胞です。この細胞がB細胞に指令を出すとウイルスに対する抗体ができ、キラーT細胞に指令を出すとウイルス感染細胞を殺すようになるのです。抗体ができなくてもキラーT細胞がウイルス感染細胞を殺すことから、獲得免疫が動いても必ずしも抗体はできません。つまり、新型コロナウイルスに対する免疫は、抗体だけではなくて、自然免疫と獲得免疫をあわせた総合力によるものなのです。このことから、社会の抗体陽性率が感染者の数を表すとは必ずしも限りません。

２番目に、抗体には善玉、悪玉、役なしの３種類があることから、単に抗体の量や陽性率を測定しても意味がありません。抗体を調べるとしたら、中和抗体（＝善玉抗体）がどのくらいできていたかを調べるべきです。つまり、抗体は、量ではなくて質が大事なのです。

３番目に、これも前に説明しましたが、60％という新型コロナウイルスの集団免疫閾値は、基本再生産数$R_0$が２・５との仮定のもとに得られたものです。しかし、先に説明したように、基本再生産数$R_0$は固定値ではなく、社会的な状況によって大きく変化します。たとえば、基本再生産数$R_0$を１・２５と設定すると集団免疫閾値は２割にまで下がります。６割ではありません。

4番目に、新型コロナウイルスの感染ではたとえ抗体ができても全員に中和抗体が十分にできるわけではなく、しかもその持続が数ヵ月ぐらいのようです（このことについては改めて第7章で触れたいと思います）。ということは、半年経つと抗体は大きく減ることが予想され、そうであれば、抗体陽性率を指標にして集団免疫の判定をすることは適切ではないということになります。

さて、ここでもう一度、集団免疫に関して、古い考えと新しい考えを対比することにより、頭の中を整理したいと思います。

まず、第一点です。古い考えでは、集団免疫の主役は抗体であるとされていましたが、新しい考えでは、自然免疫と獲得免疫の力をあわせたものがコロナに対する抵抗力を表します。

第二点です。古い考えでは、社会は免疫学的に均一な人から成り立っているので一定以上のウイルス曝露にあうと必ず一定の割合の人が感染するということになっていますが、新しい考え方では、社会を形成する人は均一とは限らないとしています。つまり、免疫学的に強い人と弱い人がいて、弱い人から感染します。感染が進むにつれて強い人が残るので、感染は一様には進まないのです。

最後に第三点です。古い考え方では、一度免疫ができるとそれが一定期間持続してやがて集団免疫が形成されるとしていますが、新しい考え方では、個体レベルで免疫ができてもそれが一定期間持続するとは限りません。したがって、抗体陽性率によって集団免疫形成の有無を判定することは難しいということになります。新型コロナウイルスの場合には、古い集団免疫の考え方はあてはまらないようです。

## 5-4 人口の何割が免疫を獲得したら集団免疫ができるのか

それでは、新型コロナウイルスに関しては、人口の何割が免疫を獲得したら集団免疫ができるのでしょうか？　これについて答える前に、「日本には既に集団免疫が達成されている」という説がありますので、先にこれについて触れます。この説は、京都大学特定教授の上久保靖彦氏によるものです。大雑把に言うと、日本には既に3種類の新型コロナウイルス（弱毒型のS型とK型、強毒型のG型）が入ってきていて、弱毒型のS型とK型が先に入ってきたために強毒型のG型に対して既に集団免疫ができていて、このために日本人は強毒型のG型に対して重症化しにくく、致死率が低い、とのことです。[※5]

これに対して、もし日本人の多くがこれらの3つのタイプの新型コロナウイルスにさらされていたなら抗体ができているはずという議論があります。こうした指摘に対して、上久保氏は、日本で使用されている抗体検査キットの基準値が高く設定されたために、本来、陽性と判断される人が陰性と判断されたと主張します。

「抗体検査キットで陰性と陽性の境を決める基準を『カットオフ値』といいますが、その値はキットを作る会社が決めます。日本の場合、すでに発症して入院中の患者を基準にカットオフ値を決めたため、数値が高くなった。それにより、本来は抗体を持っている人まで『抗体なし』と判断されたと考えられます」（女性セブン２０２０年9月24日・10月1日号）。

さらに同氏は、東京理科大学の村上康文教授らの研究チームが行った抗体検査の数値などを根拠に、日本人の大半はすでに新型コロナウイルスに対する免疫を獲得しており、すでに日本では集団免疫がほぼ確立されたという自身の主張が裏付けられたとしています。

上久保氏は２０２０年11月に新型コロナは終息すると予測しています。

「試算では、いまのところ日本人は、S型50％、K型55％、武漢G型80％、欧米G型85％で集団免疫が成立し、このままいけば、11月にはほぼ１００％の日本人が免疫を持つはずです。高齢や基礎疾患などの重症化リスクがなければ、今後亡くなる人は少なくなるでしょう」（前出・女性セブン）。

しかし、この説にはさまざまな問題があります。上久保氏は、新型コロナウイルスの変異情報を記録するデータベース『ＧＩＳＡＩＤ』の遺伝子情報とＰＣＲ検査陽性率、インフルエンザの流行曲線などをもとに、Ｓ型、Ｋ型、Ｇ型に相当するウイルス亜株を同定したといいますが、こうした手法は前例のないもので、免疫や感染症の専門家の間で支持を得られていません。論文は、正式な査読を受ける前の段階で、Cambridge Open Engageというオープンアクセスプラットフォームに公開されるにとどまっています。

日本人のほとんどが「既感染」であることの論拠としている抗体調査でも、新型コロナウイルスの陽性率は約１・９％にとどまっています。上久保氏は、前述の調査で抗体検査をした全員でＩｇＭとＩｇＧが同時に上がったことをもって、過去の新型コロナウイルス感染が予測されると分析していますが、この調査結果だけで日本人の大部分が新型コロナウイルスに感染したと結論づけるのは、科学的なエビデンスが不足していると感じます。

また、弱毒型のＳ型、Ｋ型が日本に早く入ってきたとのことですが、その時期の推定は「ウイルス干渉」という概念に基づくもので、直接的なものではありません。「ウイルス干渉」というのは、一つのウイルスに感染した後では別のウイルスの増殖が抑制されるという現象です。上久保氏は、新型コロナウイルスとは別のウイルスであるインフルエンザの流行曲線が、２０１９年

12月23日頃に日本ではっきりと変化した時期があり、それが新型コロナウイルス、特に弱毒型のS型が日本に入ってきた時期であると推測しているのです。しかし、わずか数ヵ月の間に新型コロナウイルスが瞬く間に日本国民に感染が広がって、強毒型が入る前に集団免疫を知らぬ間に確立していたというのは、かなり無理があるように思えます。

重要なのは、インフルエンザの流行曲線から間接的に導き出した推論ではなく、本当に新型コロナウイルスが日本にいつ頃入ってきたかの直截的証拠です。前にも触れましたが、日本では新型コロナウイルスの市中PCR陽性率は、感染が激しかった欧米と比べると、持続的に一桁違うほど低く、また一部行われた下水のPCR検査も陰性のことが多く、日本人の多くが早期の段階から持続的に新型コロナウイルスに曝露されていたことを示す証拠は実際にはありません。また、もしウイルスが侵入してきて、獲得免疫が動けば、たとえ抗体陽性率が低くても、T細胞に刺激されたという証拠が残されているはずです（たとえば、新型コロナウイルス反応性ヘルパーT細胞の数が増えているということです）。しかし、今のところ、それを示すデータもありません。

また、低病原性のウイルスなので、自然免疫しか動かず、獲得免疫は目に見える形では動かないという議論もありますが、第4章の最初の部分で触れたように、鼻風邪程度しか起こさない病原性の低いヒトコロナウイルスでも感染すると、常に抗体量の産生と増加が認められます。つまり、弱いウイルスだから獲得免疫は誘導しないということはありません。さらに、上久保氏は２０２０年７月27日の記者会見で新型コロナウイルスの第二波到来の可能性について質問されて、既に集団免疫はできているので、感染の第二波はないと明言していますが[※6]、実際は、第一波より大きな第二波が来たのは、皆さんの記憶に新しいことと思います。

第二波を第一波の再燃（＝第一波のときのウイルスが再び勢いを盛り返した）と考える意見もあるようですが、もし、同じウイルスによるものであったのなら、上久保説のいう集団免疫により、感染拡大は起こらなかったはずです。

さらにもう一つ、集団免疫が既に形成されているという説に適合しない事実があります。それは、学校などで報告されている大規模な集団感染です。新型コロナウイルスの感染第一波が終わった後に、何度も起きています。少し例を挙げただけでも、２０２０年８月に島根県松江市の高校では検査した１４４名中88人が感染[※7]、同月に奈良県天理市の大学では検査した79名中24人が陽性[※8]、９月には神奈川県横浜市の保育園で園児89名中21人が陽性[※9]などがあります。既に集団免疫が形成されていたら、このような大規模な集団感染は起こりがたいはずです。

以上のことから、私は、現時点では、この「集団免疫新説」には十分なエビデンスがないと考えています。これについては、今後、専門学会でしっかりと議論されるべきことだと思います。

それでは、新型コロナウイルスに関しては、人口の何割が免疫を獲得したら集団免疫ができるのでしょうか？　既に右に説明したように、このウイルスについては、6割という率の集団免疫を得ることは、私は無理だと考えています。

一方、先ほど示したように、もし2割程度の人が免疫を獲得すればよいということであれば、果たしてその可能性はあるでしょうか。たとえば、1割の人は自然免疫でウイルスを撃退し、もう1割の人は感染経験によって一定期間のみ獲得免疫を得るという可能性です。しかし、日本では、10万人当たりの感染者数は、全国どこを見ても10人以下であり、これまでの感染者数を全部合わせても10万人当たり58・5人です（２０２０年9月12日の数字）。つまり、人口の０・０５％強しか感染していません。検査不足があったので、万が一、10人中9人の患者を検出しそこなっていたとしても、それでも人口の０・５％ということになります。このような数字から、日本で1割もの人が実際に感染をしてコロナに対する獲得免疫を得るような状況は、今後も果たして起こりうるのか、私には疑問です。

ということから、私は、自然の経緯に任せての感染だけを考えると、集団免疫を得ることが難しいのではないかと考えています。しかし、日本人の重症化率・致死率が低いことは事実で、これは感染の頻度が低いことが主な理由です。そのように考えると、日本ではある程度の集団免疫は形成されつつある可能性がありますが、一方で、２０２０年７月から９月にかけて感染の第二波が到来して、感染者が急増している事態があり、さらに、先に述べたように、特に免疫力が落ちているとは考えられない高校生や大学生の集団において大規模な集団感染が実際に起きているという事実を見ると、集団免疫は、少しは形成されていても、とても満足できるレベルからは程遠いのではないかと考えています。

## ５-５　感染第二波で見られる致死率低下は集団免疫形成のためか

日本では、２０２０年１月から５月までが新型コロナウイルスの感染第一波、６月以降に再び始まったものが第二波と考えられています。新規感染者数は、第一波が５０００人超だったのが、第二波は８０００人超と、第二波のほうがずっと多かったのですが、不思議なことに、全年齢を通じての致死率は第一波が５・８％、第二波が０・９％と、第二波のほうがぐんと低くなっています。

この傾向は、致死率が高い70歳以上でも同様で、第一波は24・５％、第二波は８・７％と、第二波のほうが大きく減っています[※10]（この数字は2020年8月19日までのもの）。ただし、第一波のときにはPCR検査体制が不十分だったために軽症患者の多くをとりこぼし、このために全感染者数はもっと多かったかもしれず、このために致死率が実際よりも高く出た可能性は否定できません。しかし、第一波の患者数が報告されたものより何倍も多かったとは考えにくく、やはり、第一波のときよりも第二波のときのほうが致死率は有意に下がっているのは間違いないでしょう。

このような致死率の低下が、集団免疫の形成のためではないかと議論されることがありますが、私は違うであろうと考えています。というのは、第二波のほうが第一波より新規感染者数が多かったからです。第一波の前に集団免疫がある程度できていたのであれば、第一波も第二波も同じぐらいに抑制されるはずです。また、もし第一波の間にも集団免疫の形成が進んでいたのであれば、第二波のほうが小さくなっていたはずです。

では、実際はどういうことだったのでしょうか？　これは、私は集団免疫形成以外の別の理由によるものだと思います。致死率は死者数を全感染者数で割るので、分母である全感染者数が多くなれば、致死率は下がります。第一波のときにはもろもろの理由で診断に必要なPCR検査が十分にできなかったのですが、その後、PCR検査の体制が拡充され、検査の機会が増えたために、第二波のときには感染者を以前より早期に見つけることができるようになったのです。

　また、感染が起こりやすい環境、職場などがわかってきたことも、感染者の早期検出に役立っていると思います。このようなことから、第二波ではより実態に即して感染者が把握され、ここで見られた致死率が、この感染症が持つ真の致死率に近いのではないかと考えられます。

　これとは別に、第二波で致死率が下がったのは、ウイルスが変異をして病原性が下がったためでは、という議論もありますが、これも違うと思います。なぜかというと、第1章の1―3で触れたように、日本では現在、Ｄ６１４Ｇ型の変異株が流行していて、以前に入ってきた武漢株と置き換わっていますが、この株が武漢株に比べて特に病原性が低くなっているというエビデンスはありません。一方で、試験管内のデータではＤ６１４株は他の株に比べて培養細胞を感染させる能力が数倍以上高いという報告があります。ただし、生体に対する感染性が実際に上がっているという報告はありません。現状では新型コロナウイルスの病原性には大きな変化はなさそうです。つまり弱毒型（正しくは病原性の弱い株）も強毒型（正しくは病原性の強い株）もどちらも認められてはいないのです。

　まとめると、現状では、致死率の低下は、集団免疫によって達成されたのでもなければ、ウイルスが変異をして病原性が下がったわけでもなさそうです。

※1 https://www.niid.go.jp/niid/ja/diseases/ka/corona-virus/2019-ncov/2484-idsc/9597-covid19-19.html

※2 https://toyokeizai.net/sp/visual/tko/covid19/

※3 Vennema H et al, *J Virol*, 64(3):1407, 1990.

※4 https://www.nytimes.com/interactive/2020/05/28/upshot/coronavirus-herd-immunity.html

※5 https://www.cambridge.org/engage/coe/article-details/5eed5ac5f1b696001869033f

※6 https://web-willmagazine.com/social-history/BwYaR

※7 https://www3.nhk.or.jp/news/html/20200813/k10012564841000.html

※8 https://news.yahoo.co.jp/articles/729824fefd2effe81929e656e37fe5a794633136

※9 https://www.kanaloco.jp/news/social/article-227690.html?fbclid=IwAR2W1rU_PhE5lEvWCK45Qe67W0vqceFWW_vHoQ0-FHM9u0lfBb-hhWmric

※10 https://www.news24.jp/articles/2020/09/04/07714117.html

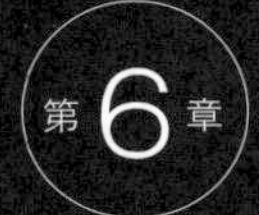


# 免疫の暴走はなぜ起きるのか

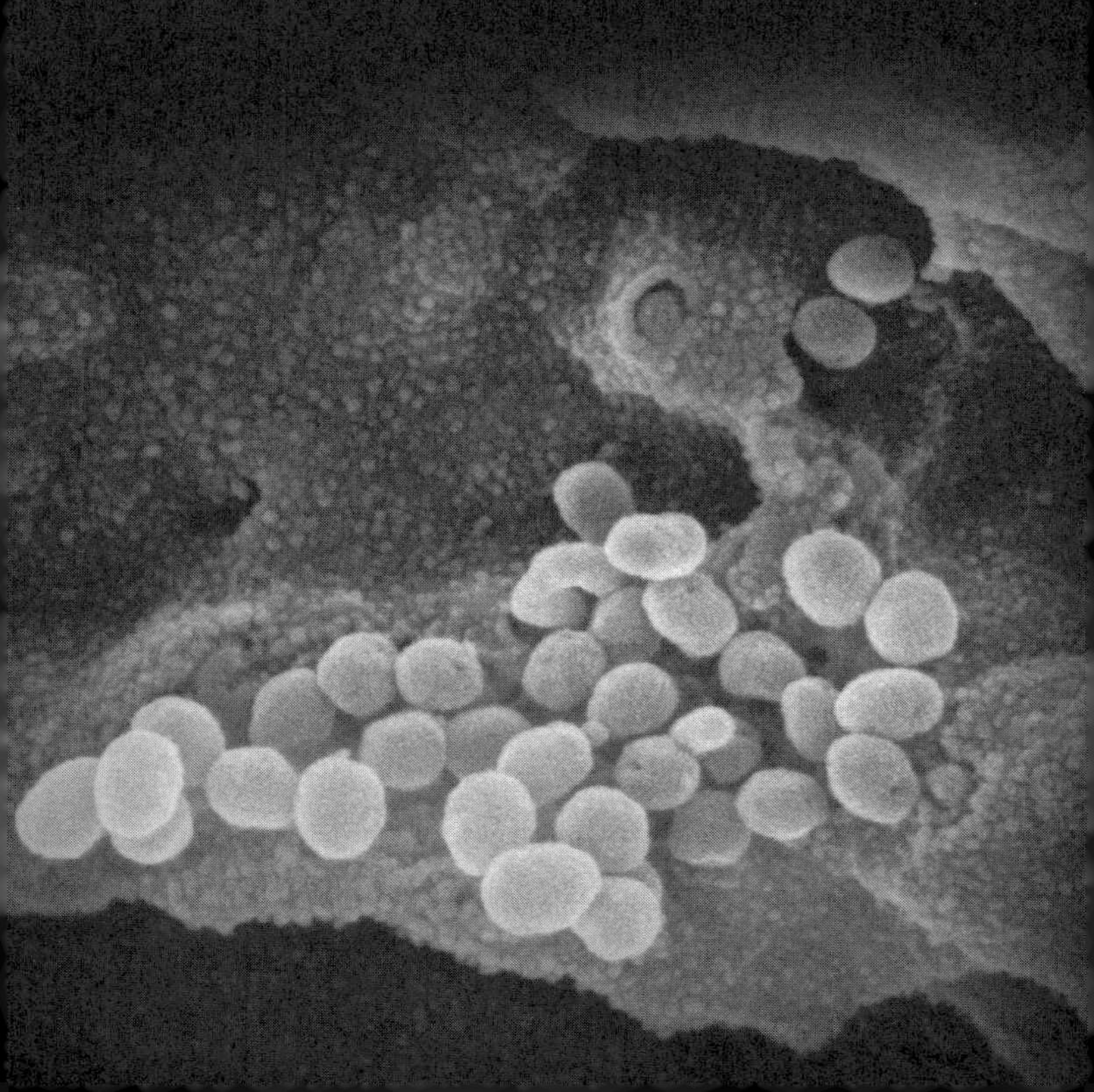

新型コロナウイルス感染症の困った点は、一部の人に重症化が見られ、特に肥満や高血圧、高尿酸血症などの合併症があると、重症化のリスクが高くなり、最後には生命の危険に瀕することがあることです。特に、これは高齢者でしばしば見られます。残念ながら、現時点では、重症化を有効に抑制する手立てがありません。重症化の際には、本来はウイルスを排除するために必要な免疫機構がうまく働かなくなっているようです。それどころか、免疫細胞が刺激されすぎて、結果として、「免疫が暴走する」ということがしばしば起きているようです。炎症性サイトカインが作られすぎて、体中をサイトカインの嵐が吹き荒れる、すなわち、サイトカインストームとよばれる状態です。

この章では、どうして免疫の暴走が起こるのか、現在わかっている範囲でその道筋について説明しますが、関与するファクターの数が多く、ある程度、免疫学や生物学の知識を持っていないと理解が難しいかもしれません。その場合には、遠慮なく、わからない部分は読み飛ばしていただき、「新型コロナウイルス感染症では、感染が進むにつれて、なぜか炎症性サイトカインが作られすぎて、免疫の暴走が起こり、これが重症化につながる」とだけ理解していただければ結構です。

## 6-1 I型インターフェロンと炎症性サイトカイン

本題に入る前に、これまでのことを少しおさらいします。第3章で、自然免疫が刺激されると種々のサイトカインが分泌され、自然免疫と獲得免疫の両者を円滑に動かす潤滑油として働くことに触れました。これにより、からだの二段構えの防御機構である自然免疫と獲得免疫がリンクして働き、生体防御機能がぐんと高まります。異物の侵入や自己の細胞・組織の破壊などによって起こる炎症反応の場合には、サイトカインのなかでも炎症性サイトカインと総称される特殊なサイトカインが産生され、これにより白血球が活性化されて、生体の恒常性を保つ役割を果たします。さらに、インフルエンザなどの呼吸器感染で見られる風邪症状は、I型インターフェロンを含む種々のサイトカインによるものです。

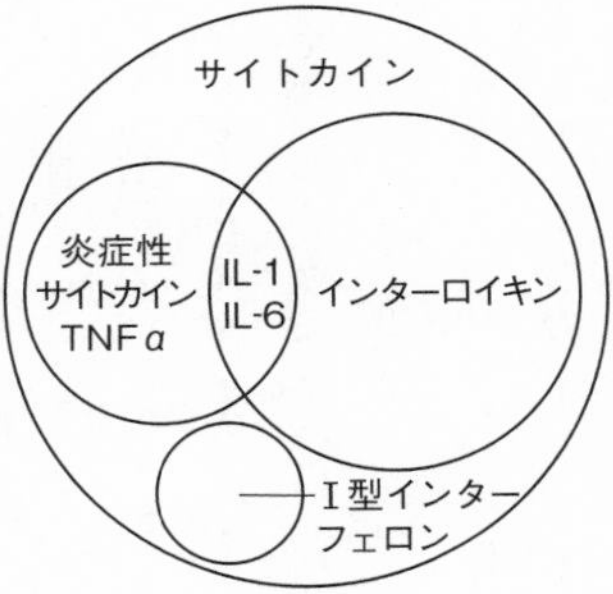

サイトカイン
炎症性
サイトカイン
TNFα
IL-1
IL-6
インターロイキン
I型インター
フェロン

図6-1　サイトカイン、炎症性サイトカイン、インターロイキン、インターフェロンの関係

ここで、第2章、第3章と一部重なりますが、敢えてもう一度、用語の説明をします（図6-1）。まず、サイトカイン（cytokine）のcyto-は細胞の、-kineは作動因子という意味であり、細胞が放出する特定の大きさ（分子量）を持つタンパク質の総称です。

インターロイキンのinter-は細胞間の、そしてleukinは白血球由来という意味です。白血球の間で働いて、免疫応答の調節に働くものが多く、インターロイキン―1（IL―1）やインターロイキン―2（IL―2）のように、発見された順に番号が付けられています。また、炎症性サイトカインとは、炎症時に作られる特殊なサイトカインのことで、炎症を促進する役割があります。典型的なものとして、IL―1、IL―6やTNFαなどがあります。サイトカイン、炎症性サイトカイン、インターロイキン、I型インターフェロンのお互いの関係を示したのが図6-1です。インターフェロンや種々の炎症性サイトカインは、病原体を含む異物が侵入してきたときに働く警戒警報（アラート）として働き、生体防御に必要な反応を増幅する働きを持ちます。

## 6-2 新型コロナウイルスはI型インターフェロン産生を抑制する

第3章の3—5では、新型コロナウイルス感染の際にⅠ型インターフェロンがうまく作られないことを説明し、この原因として、ウイルス由来の複数のタンパク質がヒト細胞に働きかけ、Ⅰ型インターフェロンの産生を抑えることについて触れました。

新型コロナウイルス感染症の一つの特徴は、ウイルス感染がいつの間にか進んで、重症化を起こすことです。感染初期では、新型コロナウイルス自体がヒト細胞でのⅠ型インターフェロン産生を抑えるので、インターフェロンがうまく作られないようです。ところが、不思議なことに、感染後期では逆に種々のインターフェロンが作られすぎるようになります。最近、このアンバランスなインターフェロンの産生パターンが、新型コロナウイルス感染症の重症化に深い関係を持つかもしれないと考えられています。

そのことを説明する前に、インターフェロンはその名称と働き方が複雑なので、それについて少し説明しましょう。インターフェロン（ＩＦＮ）は、Ⅰ型（ＩＦＮα、ＩＦＮβ）、Ⅱ型（ＩＦＮγ）、Ⅲ型（ＩＦＮλ）の3つの型に分かれます。Ⅰ型インターフェロンは主に食細胞、Ⅱ型インターフェロンは主に活性化Ｔ細胞、Ⅲ型インターフェロンは樹状細胞や上皮細胞が作ります。いずれのインターフェロンも、新型コロナ感染症では大事な役割をすると考えられています。

新型コロナウイルスのようなＲＮＡウイルスが細胞内に侵入すると、細胞にはそれを感知する仕組みがあります。われわれの細胞内に存在するパターン認識レセプター（第3章の3―3参照）です。RNAウイルスの場合には、特に異物レセプターのTLR7、RIG―IやMDA5などが重要な働きをします。

これらの異物レセプターによってウイルスRNAが認識されると、レセプターの下流に存在する転写因子とよばれる一群のタンパク質が活性化されて、その結果、感染細胞の中ではウイルス防御に関連した特定の遺伝子の働きが始まります。ただ、転写因子とは多くの方々に聞きなれない言葉かもしれません。そこで、まず先に転写因子について説明します。

DNAのなかにある遺伝子が働くときには、まずDNAの情報がRNAにコピーされ（これを「転写」といいます）、その情報にもとづいて特定のタンパク質ができます（「翻訳」といいます）。転写因子とは、このDNAからRNAに転写されるときに働くタンパク質の総称です。

転写因子は、遺伝子（DNA）のプロモーターとよばれる部分に結合して、遺伝子の活動を調節します。それ単独で機能することもあり、あるいは他のタンパク質と複合体を形成することによって機能を発揮する場合もあります。その主な機能とは、DNAの遺伝情報をRNAに転写する過程を促進したり、反対に抑制することです。転写が促進されれば、遺伝子がコードするタンパク質がより多く合成されます。反対に転写が抑制されれば、タンパク質の合成量は減ります。

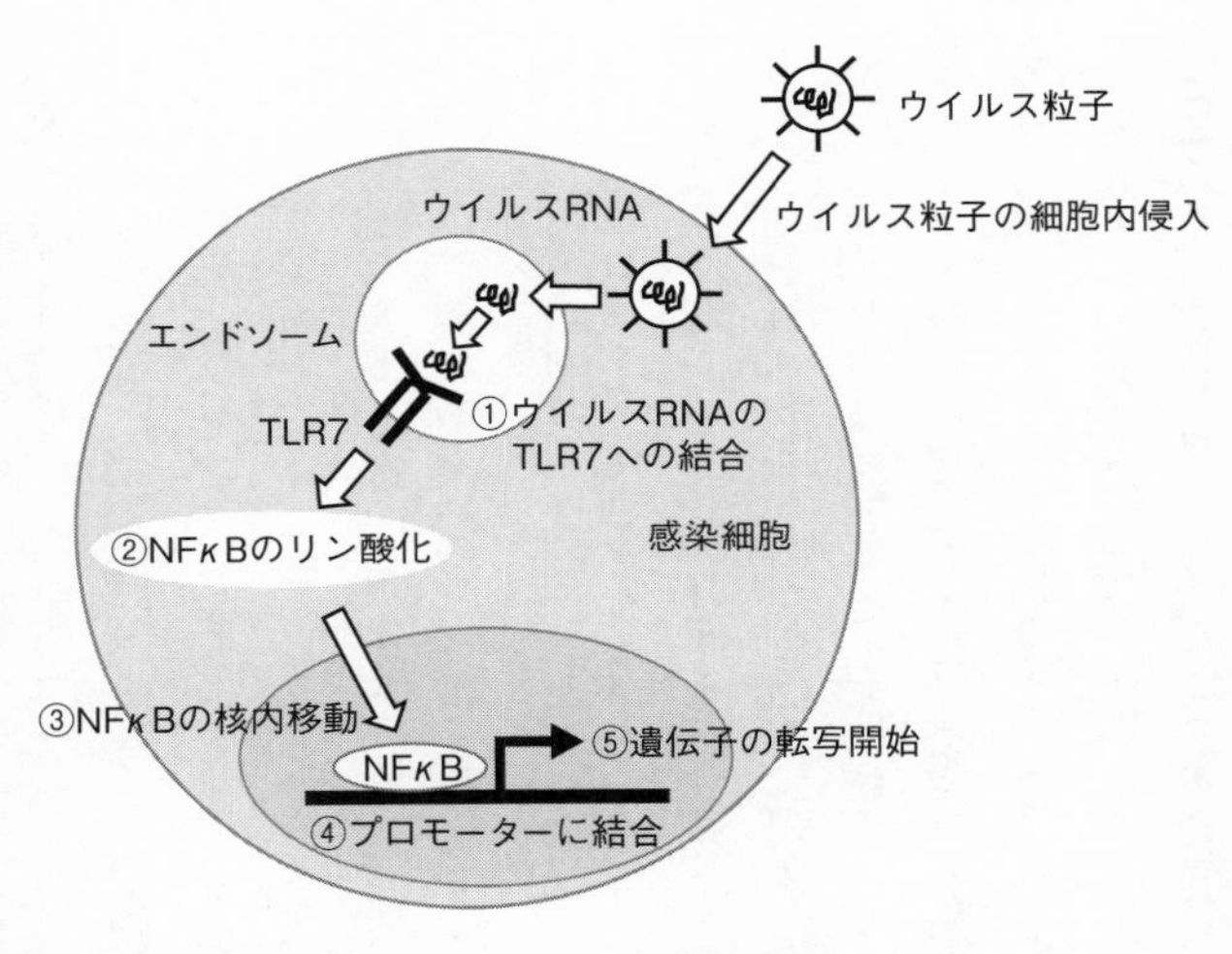


図6-2　ウイルス侵入、TLR7、NFκB経路の活性化

炎症に関連した代表的な転写因子として、NFκB（エヌエフカッパビー）やSTAT（スタット）などがよく知られています。どちらの分子も、DNAに結合する前にリン酸化という修飾を受ける必要があります。

**図6-2**を使いながら説明しましょう。たとえば、RNAを認識する異物レセプターの一つTLR7にウイルスRNAが結合すると（①）、TLR7の下流に存在する転写因子複合体のNFκBがリン酸化されます（②）。すると、NFκBが核内に移動して（③）、炎症性サイトカイン遺伝子のプロモーター部分に結合します（④）。その結果、炎症性サイトカイン遺伝子の転

写が始まります（⑤）。

このようにして、炎症性サイトカインが細胞内で作られて、細胞外に放出されます。ウイルス感染が起こると、このように転写因子を介して特定の遺伝子の転写が始まり、たとえば、NFκBを介して炎症性サイトカインが作られる分子経路が働くようになります。

一方、自然免疫の別の異物レセプターであるRIG－IやMDA5にウイルスRNAが結合すると、その下流にある別の転写因子（IRF3とIRF7）が働きます。これらの転写因子はリン酸化された後に核に移行します。そして、I型インターフェロン遺伝子とIII型インターフェロン遺伝子のプロモーター部分に結合して遺伝子の転写が始まり、I型とIII型インターフェロンがそれぞれ産生されるようになります。これによって抗ウイルス反応が始まります。

つまり、RNAウイルスが細胞内に侵入してくると、（1）TLR7によるRNAの認識→転写因子NFκBのリン酸化→炎症性サイトカインの産生→炎症反応の促進という経路と、（2）RIG－I／MDA5によるRNA認識→転写因子IRF3／IRF7のリン酸化→I型、III型インターフェロンの産生→抗ウイルス反応の促進という2つの経路が細胞の中で動き出します。それを示したのが図6－3です。

ところが、新型コロナウイルス感染の場合は、少し状況が違うようです。感染者の白血球を調

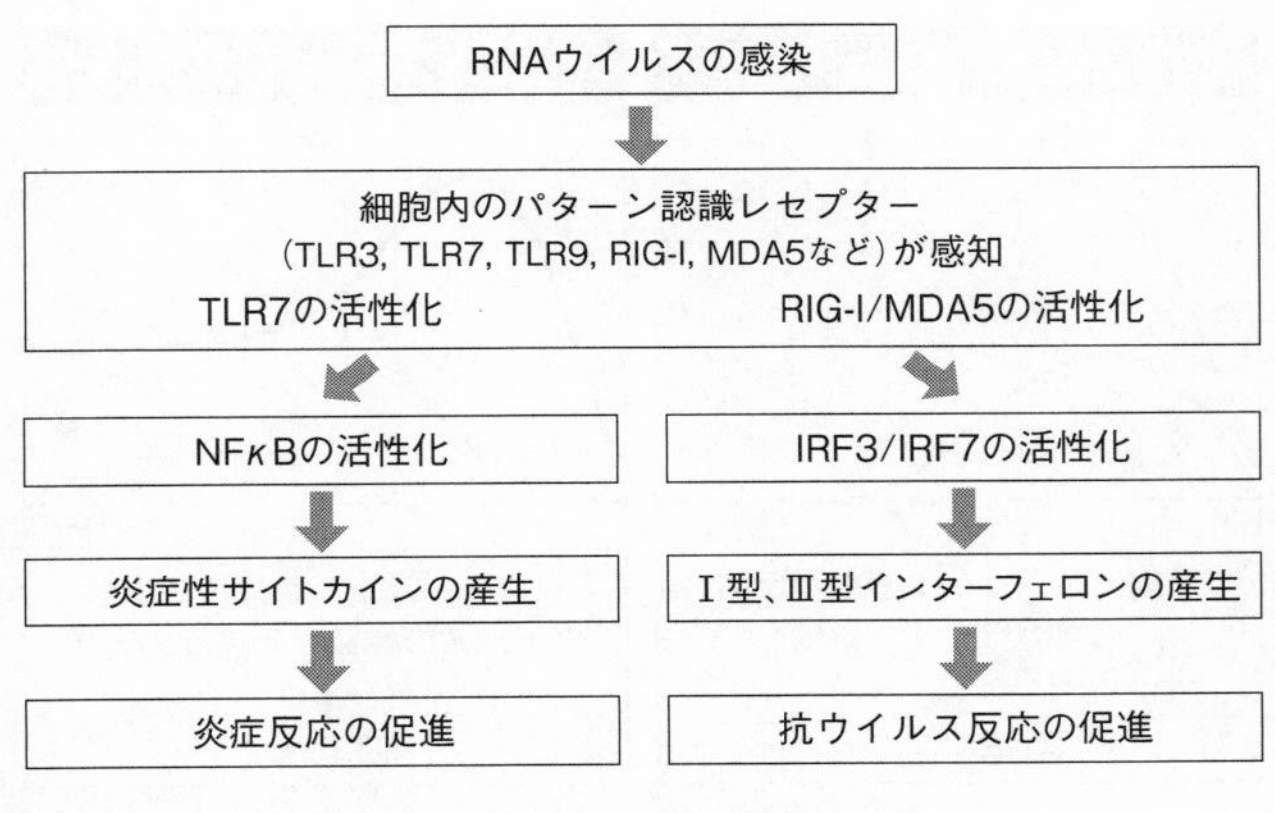


図6-3　Ⅰ型インターフェロン産生による抗ウイルス反応

べると、感染初期の段階でもⅠ型／Ⅲ型インターフェロンがともにあまり作られておらず、種々のインターフェロン誘導遺伝子（ＩＳＧ）の発現も非常に低く、特に感染が重い人の場合はこの傾向が強いの[※1]です[※2][※3]。つまり、図６－３で示した２つの経路のうちの右側、すなわちⅠ型、Ⅲ型インターフェロン産生に関する経路がうまく動いていません。これはどうしたことでしょうか？

既に第３章の３―５で、新型コロナウイルスが産生する複数のタンパク質がⅠ型インターフェロン遺伝子の活性化を抑え、その結果、感染細胞でインターフェロンがうまく産生されないことを紹介しました。このほかに、新型コロナウイルスが作るＮｓｐ―１という別のタンパク質は、自然免疫の異物レセプターであるＲＩＧ―Ⅰの産生を抑えるとともにⅠ

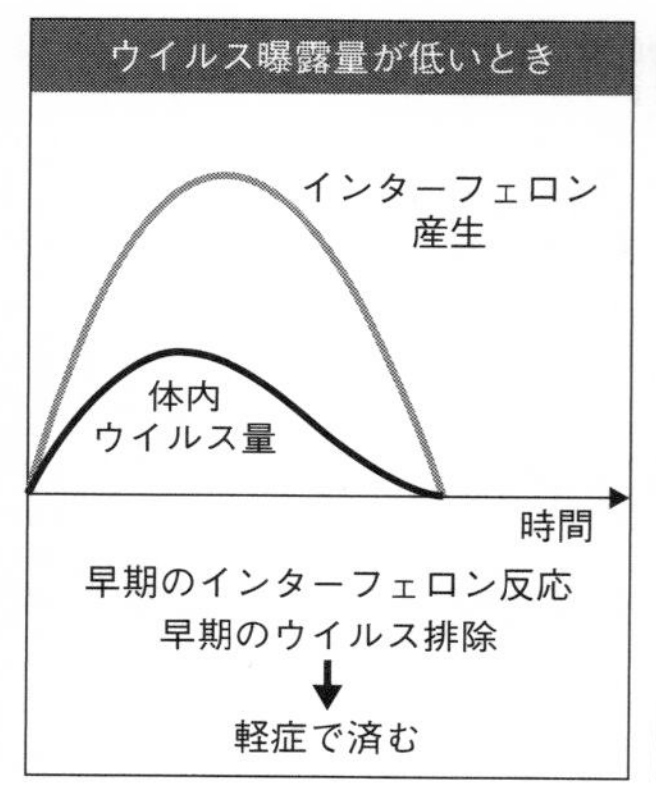


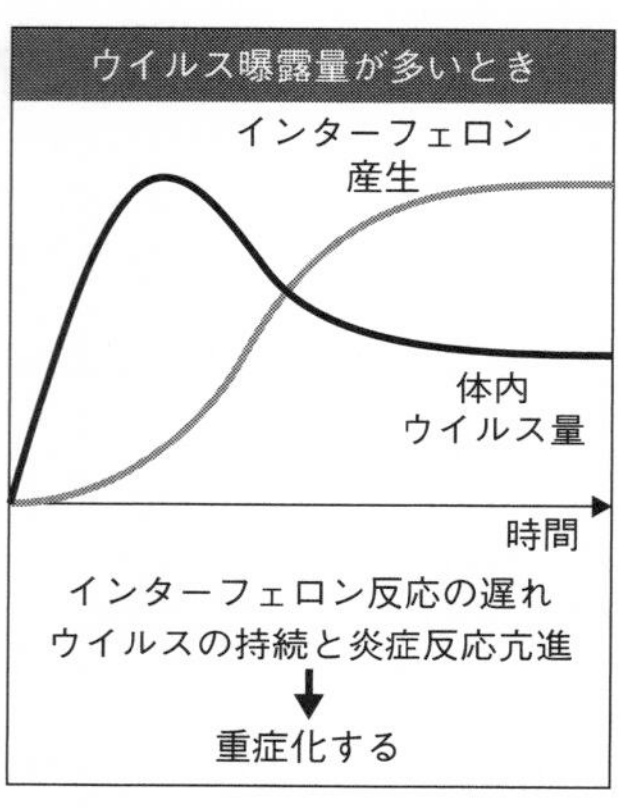


図6-4　ウイルス曝露量の差によるインターフェロン産生の変化

型インターフェロンの産生も抑制するようです。[※4]つまり、新型コロナウイルスの場合、ウイルスが作るタンパク質が感染細胞の中で働いて、抗ウイルス性サイトカインであるインターフェロンを作らせないように働いているようです。

Ⅰ型、Ⅲ型インターフェロンがうまく作られないと、初期の抗ウイルス応答が抑えられるために、ウイルスの増殖を止められなくなり、感染が進みます。そして、やがて重症化にいたることになります。

ところが不思議なことに、このように重症化した患者では、当初、産生が悪かったインターフェロンが、なぜか急激に血中で増えてきます。これとともに、炎症性サイトカインの産生も急増し、その結果、種々の免疫細胞の活性化が進み、免疫細胞の暴走が始まります[※5]。つまり、一見、遅れて産生されてきたインターフェロンが、感染後期では炎症を悪化させているかのように見えます。

このことをイェール大学の岩崎明子氏は次のように説明しています[※6]（図6－4）。すなわち、入ってくるウイルス量が少ないときにはインターフェロン産生があまり抑制されないので、インターフェロンによってウイルスが排除され、これによって感染は軽症で済みます。ところが、入ってくるウイルス量が多いときには、初期のインターフェロン産生が強く抑えられるために、ウイルス量が体内で増え続けます。後になってそれに気づいた自然免疫がインターフェロンを過剰に作らせるために、それがかえって炎症性サイトカインの産生を促進し、結果として、炎症反応が進んで、重症化するのかもしれないということです。

実際、I型およびIII型インターフェロンは過剰に作られると、傷ついた肺の上皮細胞のバリア形成を阻害するとともに[※7]、肺上皮細胞の再生を妨げ[※8]、肺の炎症が悪化することが実験的に示されています。

もし、感染初期のインターフェロン産生がうまくいかないことが重症化をもたらすのであれば、早期のうちにインターフェロンを投与するインターフェロン補充療法が有効である可能性があります。実際、中国から新型コロナ感染症患者に入院後5日以内にI型インターフェロンを噴霧の形で投与すると重症化を有意に抑制できるという報告があります。[※9] しかし、微妙なのは、投与が遅れるとかえって重症化が促進されるということです。現在、感染早期でのI型インターフェロンの噴霧療法の有効性について、さらに臨床試験が進められています。

## 6-3 インターフェロン産生の不全と免疫細胞の暴走

それでは、感染が進むと、なぜ炎症性サイトカインが過剰に作られ、免疫細胞の暴走が進むのでしょうか？　ここからは少し複雑になるので**図6-5**を使って説明しましょう。ウイルスが大量に侵入してくると、先に述べたように、ウイルスが感染細胞のインターフェロン依存性経路を阻害します。すると、図中にA、B、Cと書いた3つの経路が動き出します。以下、順に説明していきましょう。

### 6-3-1　主経路Aの活性化

まず、図の中央のAという経路について順番に説明します。図6-5の①～⑨の数字を参照し

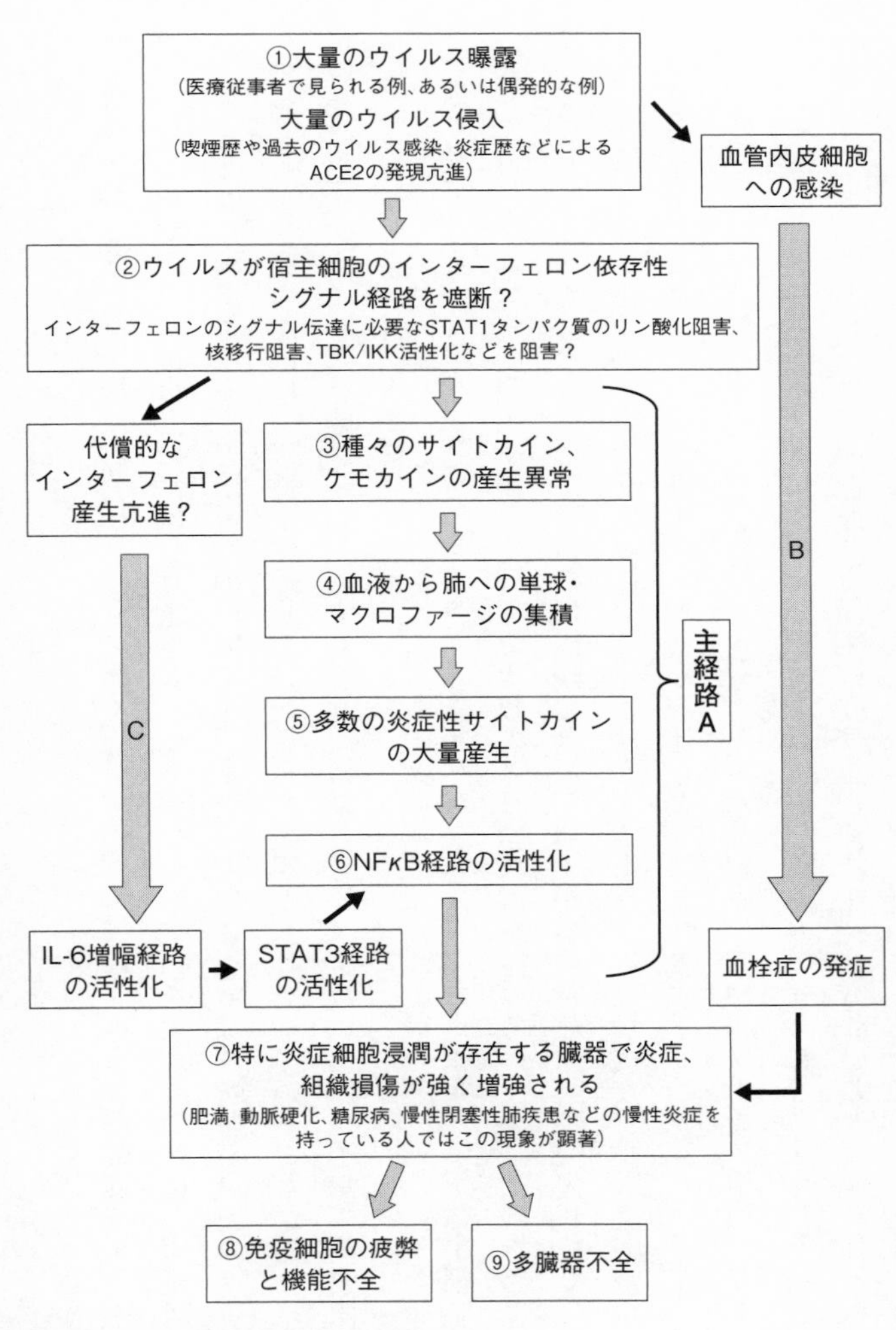


図6-5　重症化への道筋　概略図

ながら読み進めてください。

①感染が起こるためには一定数以上のウイルス粒子が体内に侵入することが必要です。中国やアメリカなどでは医療従事者にしばしば重症者、死者が見られていますが、これは医療現場で大量のウイルスに曝露されることが一つの原因です。また、人によっては、喫煙や過去のウイルス感染を含む炎症歴のために、気道上皮細胞上のACE2発現が高くなっていることがあり、この場合には当然、ウイルス感染が起こりやすくなり、結果として一定数以上のウイルス粒子に曝露されるという事態が起こります。

②既に第3章の3—5およびこの章でも述べましたが、新型コロナウイルスは、宿主細胞におけるインターフェロンの産生や働きを抑える複数のメカニズムを持っています。このために、侵入ウイルス数が少ないときにはウイルスは排除できるのですが、一定数以上が侵入してくると、インターフェロン依存性のシグナル経路がうまく働かなくなり、有効な抗ウイルス反応が起こらなくなります。これによって、ウイルスの増殖が進むようになります。

③その結果、まだ正確なメカニズムはよくわかっていないのですが、ウイルス増殖巣である肺において種々の炎症性サイトカインやケモカインが大量に作られるようになります。ケモカインとは、サイトカインの一種で、白血球を局所に呼び込む機能を持つもののことです。種々のケモ

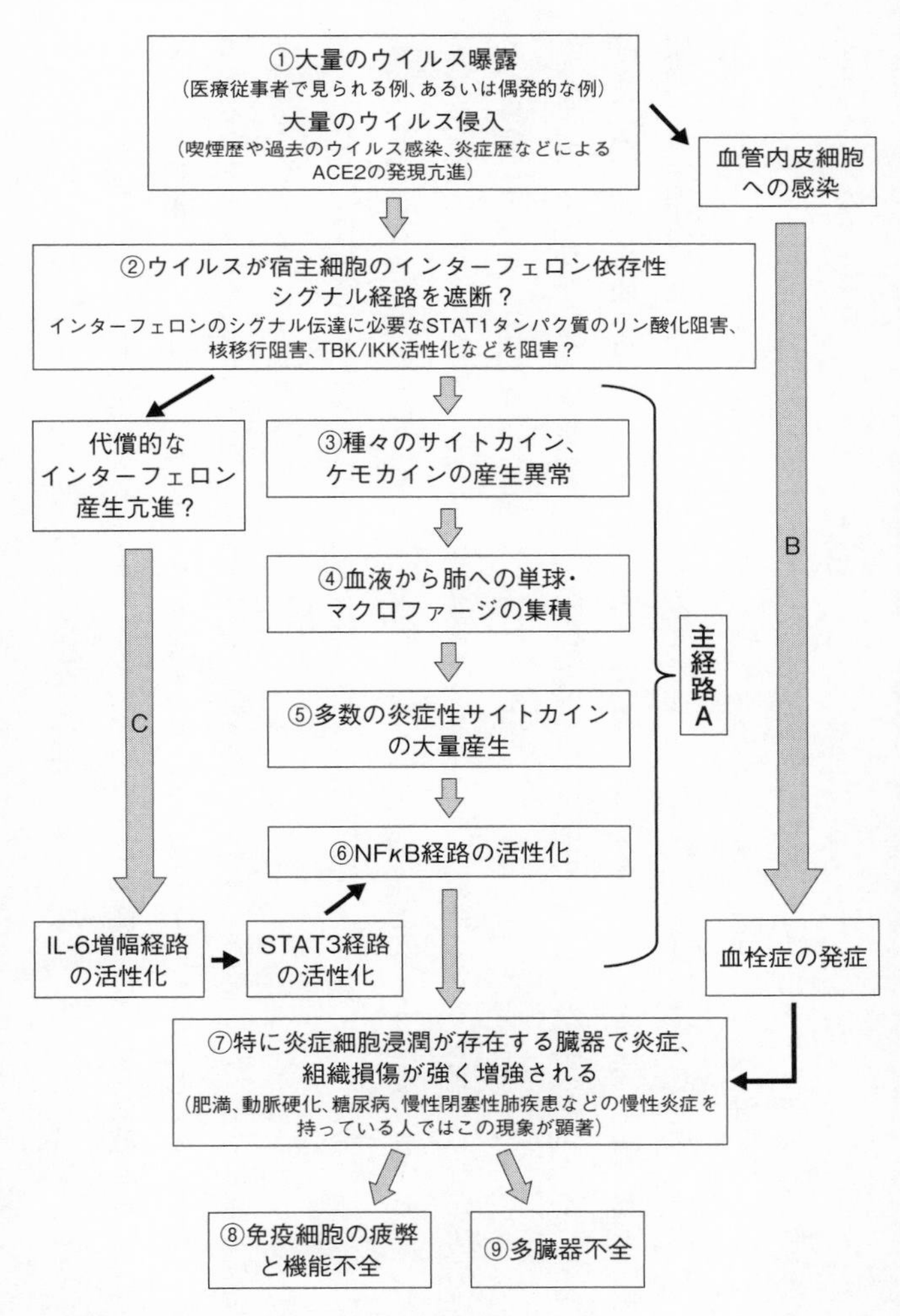


図6-5　重症化への道筋　概略図（再掲）

カインがあり、種々の白血球を局所に呼び込みます。

④これらの肺で作られた炎症性サイトカインやケモカインの働きにより、血液から肺に向かって、大量の単球が入り込み、肺の中で炎症を強めるマクロファージに変化します。また、肺に定着するマクロファージも炎症性サイトカインの働きにより活性化を起こし、肺ではさらに強い炎症が起こるようになります。

⑤これらの活性化されたマクロファージは、さらに炎症性サイトカインを大量に作り、細胞外に放出し、これが周囲の細胞に働いて、さらにひどい炎症が起きるようになります。

⑥この結果、種々の細胞において炎症を促進するシグナル経路であるＮＦκＢ経路が活性化され、炎症が広がり、他の臓器にも波及していきます。

⑦特に既に炎症が存在する臓器では、肺由来の炎症性サイトカインの働きを受けて、さらに炎症が進み、免疫細胞が暴走し、組織破壊が進むこととなります。たとえば、肥満、動脈硬化、糖尿病、慢性閉塞性肺疾患などの持病がある人では、それぞれの組織における炎症が悪化し、組織損傷が進むので、持病も悪くなり、全身状態の悪化につながることになります。

⑧その結果、免疫組織にも悪影響が及び、免疫細胞が過度に活性化された結果、免疫系が疲弊するようになります。

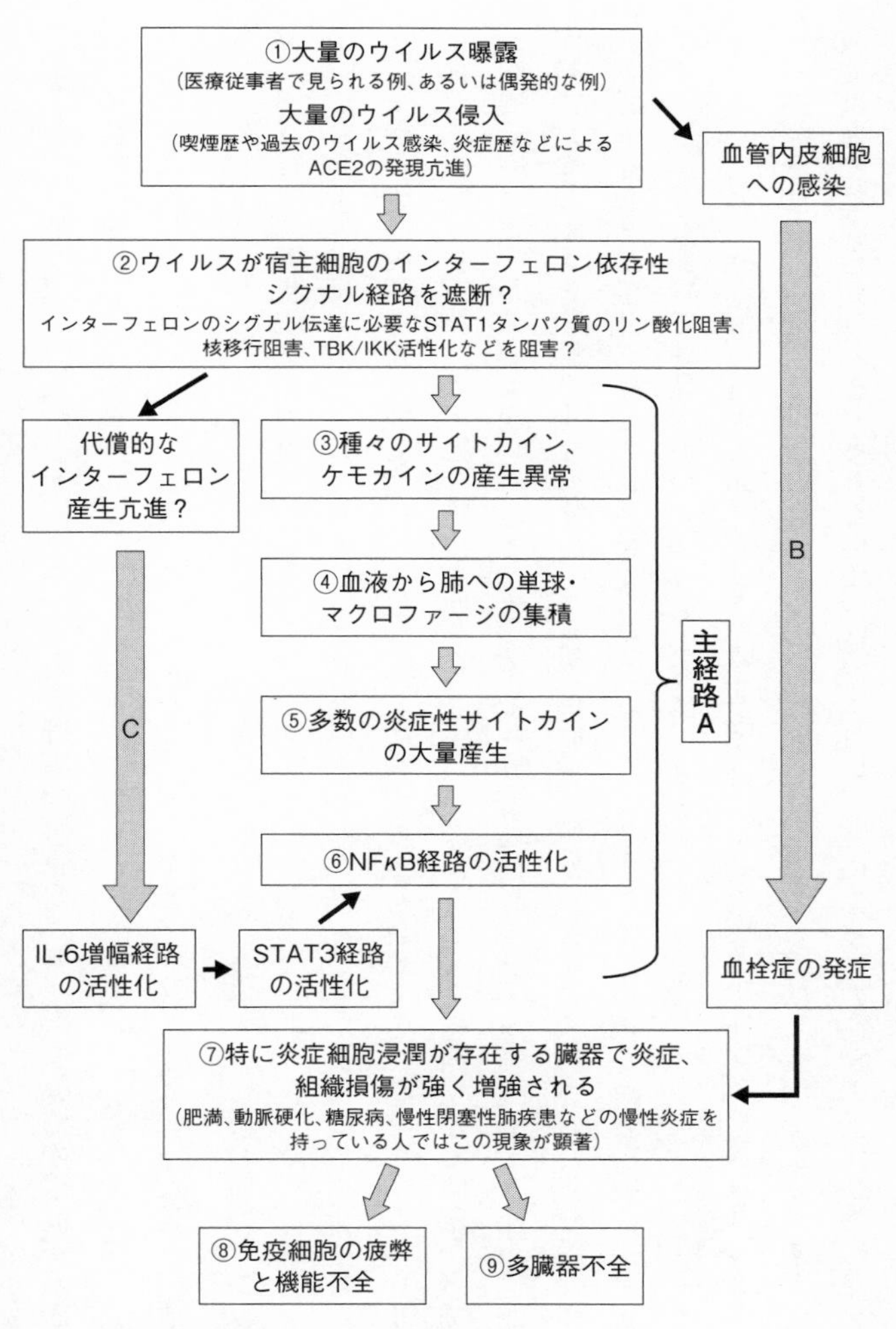


図6-5　重症化への道筋　概略図（再掲）

⑨これらのことが同時に起こるようになると、肝臓や腎臓などの主要な臓器の機能がおかされて、多臓器不全が起きます。

これが新型コロナウイルスによって起きる重症化、サイトカインストームの主な道筋です。

## 6-3-2　副経路Bの活性化

一部のケースでは、図6-5の右側で示すBという経路が動くことがあります。新型コロナウイルスが血管の内腔を覆う血管内皮細胞に感染して、血栓症を誘導する経路です。このウイルスが血管内皮細胞に感染するのは、内皮細胞がウイルス受容体ACE2を発現しているからです。

内皮細胞にウイルス感染が起こると、炎症が起こり、血液凝固を司る細胞である血小板が血管内腔に付着しやすい状態が生まれます。これと同時に、肺から血中に放出された炎症性サイトカインは血小板を活性化してその接着性を増すことから、ますます血小板が血管内腔に接着しやすくなり、小さな血管で多数の血栓が起こるようになります。

このために、特に既に炎症を起こしている組織では、多数の微小血栓が形成されるようになり、炎症が進み、組織損傷が促進されます。この経路は、欧米人ではよく働くようですが、日本人では血栓症の合併はあまり多くないようで、実際に、どのくらいの割合の人にこの経路を介し

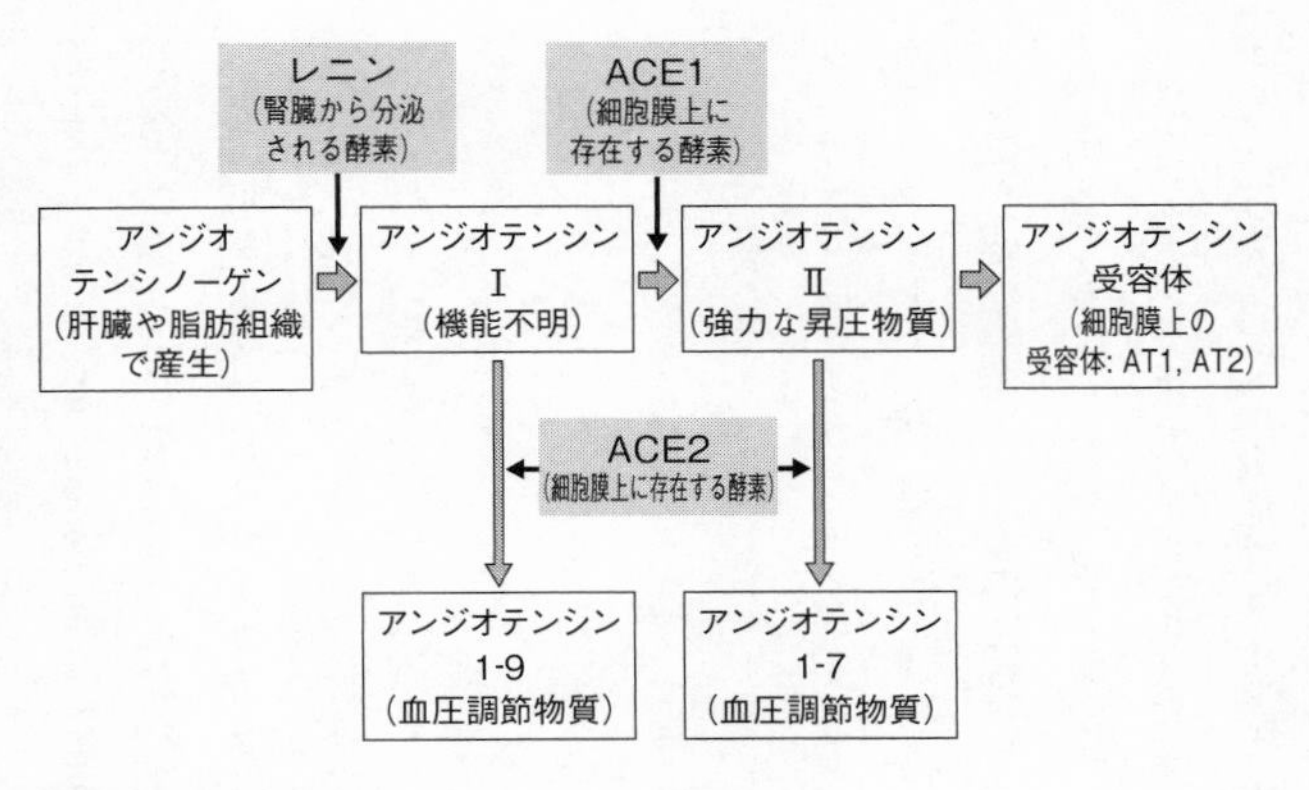


図6-6　レニン・アンジオテンシン経路

た血栓症の発症が見られるのか、よくわかっていません。これについては、この後の6－4で、ふたたび述べます。

### 6－3－3　副経路Cの活性化

以上の経路A、経路Bに加えて、図6－5に示すCの経路が動くこともあるようです。この経路は血圧調節経路として知られるレニン・アンジオテンシン経路に関係しています。これは少し複雑なので、別の図（図6－6）を示しながら説明しますが、読み飛ばしていただいても結構です。

まず、肝臓や脂肪組織でアンジオテンシノーゲンが作られ、腎臓から分泌される酵素レニンにより、アンジオテンシンⅠに変化します。アンジオテンシンⅠの機能は不明ですが、細胞膜上に存在する酵素であるA

CE1（angiotensin converting enzyme 1）によって活性化を受けると、強力な昇圧物質であるアンジオテンシンⅡに変化し、これが細胞膜上のアンジオテンシン受容体（AT1）に結合すると、血管が収縮して、血圧が上がります。これは血圧を調節する主要なメカニズムです。その証拠に、このレニン・アンジオテンシン経路を調節する何種類もの物質が実際に有効な降圧剤として用いられています。たとえば、アンジオテンシンⅡが受容体に結合するのを阻害するアンジオテンシン受容体拮抗薬（ARB）は、多くの人に降圧剤として使われています。

このレニン・アンジオテンシン系には、もう一つの調節分子があります。それは、ACE1の同族分子であるACE2です（ACE2は、第2章で述べたように、新型コロナウイルスが細胞内に侵入するために必要なウイルスレセプターでもあります）。ACE2は、アンジオテンシンⅡからアンジオテンシンⅠからアンジオテンシン1―9を作るとともに、アンジオテンシンⅡからアンジオテンシン1―7という血圧調節物質を作ります。つまり、ACE1はアンジオテンシンⅡを作るのに必要な酵素であるのに対して、ACE2はアンジオテンシンⅡを分解するほうに働きます。両者ともにレニン・アンジオテンシン経路の重要な制御因子です。

最近、アンジオテンシンⅡは、強い昇圧作用を持つだけでなく、アンジオテンシン受容体（AT1）に結合して、炎症性サイトカイン様の機能を持つことがわかってきました。[※10] すなわち、アンジオテンシンⅡが過剰に作られてアンジオテンシン受容体（ＡＴ１）に結合すると、細胞内でＮＦκＢ経路が活性化され、これに伴い、種々の炎症性分子が作られるようになるのです。つまり、昇圧に関わる経路が炎症に関わる経路とつながっているのです。そして、最近の研究から、この経路の活性化が新型コロナウイルス感染症の重症化に関わることが示唆されています。そのことを示したのが、１９７ページの図６‐７です（この図は図６‐５の左側部分のみ細かく書き直したものです）。

新型コロナウイルス感染が体内で広がると、最初はⅠ型インターフェロン産生が抑制されるのですが、やがて代償的にⅠ型インターフェロンの産生が異常に増え、このためにＡＣＥ２の発現が低下し、レニン・アンジオテンシン系が変調をきたします。特にアンジオテンシンⅡという一種のサイトカインが過剰に分泌され、これが引き金となり、炎症反応に関わる回路をドミノ倒しのように刺激していき、最終的に炎症反応のメイン回路ともいえるＮＦκＢ経路が過剰に反応し、免疫の暴走が始まります。その結果、全身の炎症がひどくなって、組織損傷が進むようになります。[※11]

このように図６‐５と図６‐７で示すいくつもの道筋が活性化されて、それらが複雑に絡み合うことによって「重症化」が進むようです（さらに詳細な説明は１９７ページの図６‐７の解説をご覧

以下、図の左側の番号順に説明する

① 新型コロナウイルス感染が体内で広がると、炎症性サイトカイン、ケモカインやⅠ型インターフェロンの産生が異常に増える

② このために、細胞表面のACE2の発現量が低下する

③ ACE2が減ると、アンジオテンシンⅡの分解が妨げられるので、結果として、血中でアンジオテンシンⅡが増加する

④ 増えたアンジオテンシンⅡは、アンジオテンシン受容体（AT1）を介して、NFκB経路を活性化する

⑤ これにより、ADAM17という細胞膜表面酵素が活性化される。この酵素は炎症性サイトカインの一つ、IL-6（インターロイキン6）の活性を調節している

⑥ ADAM17の活性化により、IL-6受容体の働きが高まり、少量のIL-6が周囲にあっても刺激されるようになる

⑦ IL-6受容体の下流にあるSTAT3依存的シグナル経路が活性化され（Murakami M et al, *Cell* 2013）、このためにIL-6受容体を持つ細胞ではNFκB経路がさらに強く活性化される。免疫細胞の多くはIL-6受容体を持っているので、NFκB経路が過剰に刺激されることとなり、これにより「免疫の暴走」が始まる。その結果、全身の炎症がひどくなって、組織損傷が進む（Murakami M & Hirano T, *Cell*, 2020）

宿主の細胞にウイルスが感染してから、感染が広がり、組織の損傷が起こるまでには、図6-5と図6-7で示すいくつもの道筋が活性化されて、それらが複雑に絡み合うことによって「重症化」が起きる

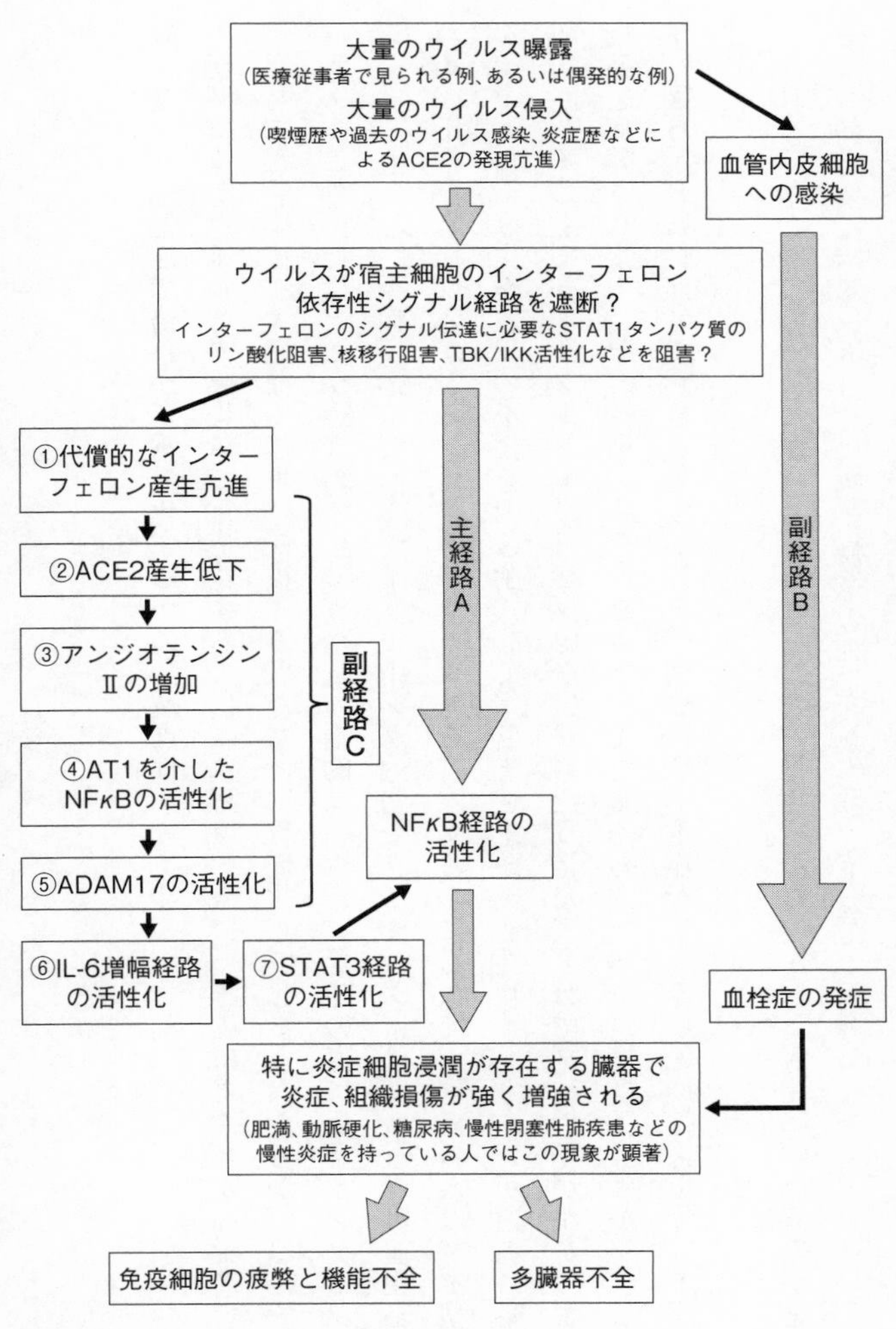


図6-7　重症化への道筋：Cの部分のみ詳述

ください)。

### 6-3-4 軽症で済むか、重症化するかの分岐点は?

新型コロナウイルスの感染者で重症化するのは1割程度の人で、そのほとんどが高齢者です。どうして、感染後、大過なく無事に快復する人たちと、重症化してしまう人たちがいるのでしょうか? この両群はどこが違うのでしょうか? 端的にいうと、軽症の人はI型インターフェロンをはじめとして炎症反応に関わるサイトカインが適切なタイミングに適切な量だけ産生されるため、正常な炎症反応が働いて最終的にウイルスを排除するのに対して、重症の人は、I型インターフェロン産生や放出の不良を引き金にして、さまざまな炎症性サイトカインが過剰に産生・放出されることで、ドミノ倒し的な炎症反応が広がったうえに、それにブレーキがかからず、免疫系を疲弊させます。その結果、肺を含むさまざまな臓器の機能不全(多臓器不全)が起きるのです。図6-8に軽症者で起きる免疫応答を、図6-9で重症者で起きる免疫応答を分けて図解しました。

これまでわかっていることから考えると、結局、軽症で済むのか、重症化にいたるのかを分ける一つの重要なポイントは、自然免疫系の細胞(食細胞)が十分にI型インターフェロンを作る

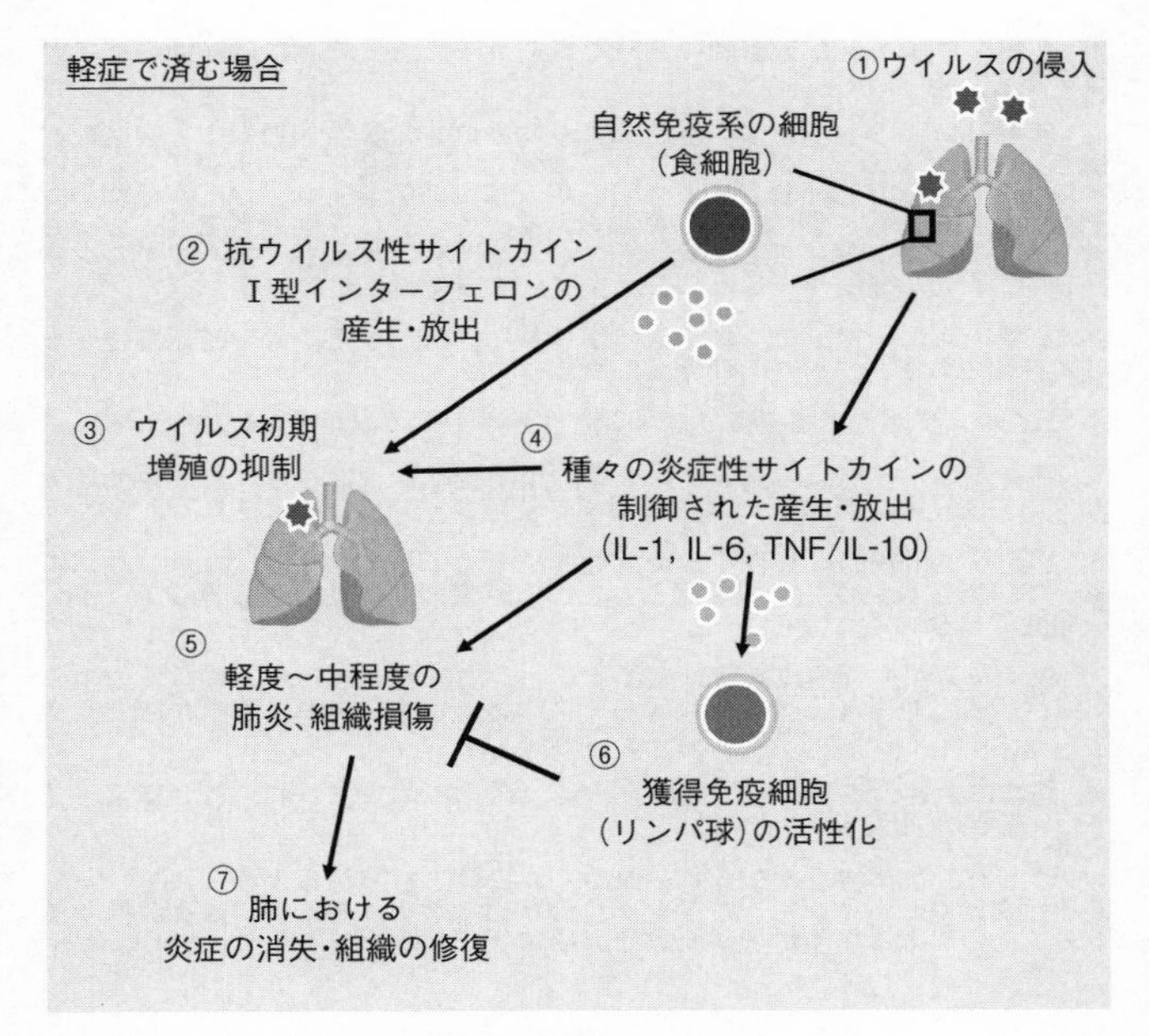


図6-8　新型コロナウイルスの軽症者の免疫反応の流れ

① ウイルスが気道内に入り、気道や肺の上皮細胞に感染する

② 感染細胞や自然免疫系の細胞、特に食細胞がウイルス侵入を感知して、抗ウイルス性サイトカインであるI型インターフェロンを作り、周囲の細胞に警報を鳴らす

③ I型インターフェロンの産生により、ウイルスの初期増殖が一部抑制

④ 感染組織では、IL-1,IL-6,TNF$\alpha$などの種々の炎症性サイトカインが作られる

⑤ 炎症性サイトカインの増加のために炎症が進んで、軽度から中程度の肺炎が起こる。炎症の程度によっては、一部、組織損傷が起こることもある

⑥ 炎症性サイトカインは、獲得免疫系の細胞であるリンパ球にも働いてコロナウイルス反応性リンパ球を活性化。すると、ウイルスを殺す抗体や、ウイルス感染細胞を殺すキラーT細胞が作られるようになる

⑦ 抗体やキラーT細胞が働くと、ウイルスが排除され、炎症が治まり、やがて傷ついた組織は修復される

① 多量のウイルスが気道内に入り、気道や肺の上皮細胞に広範囲の感染が起こる

② 新型コロナウイルスはⅠ型インターフェロンの産生を抑制する複数の機構を持っているので、多量のウイルスが侵入した場合には、Ⅰ型インターフェロンの産生・放出不良が起こる。このプロセスの発生は、ウイルス側の因子だけでなく、宿主側の因子に影響される。たとえば、高齢者ではそもそもインターフェロン産生能力が低下しているために、侵入してきたウイルスに打ち勝つだけのインターフェロン産生が起こらないことがある

③ Ⅰ型インターフェロンが十分に作られないと、ウイルスの初期増殖が十分に抑制されず、ウイルスが増え始める

④ ウイルスが増えた肺組織では、炎症性サイトカインが過剰に作られる

⑤ 肺炎が進み、組織の損傷が始まる。損傷組織からはさらに炎症性サイトカインやDAMP（第3章3－3;組織損傷分子パターン）が放出される

⑥ 高濃度で持続的に存在する炎症性サイトカインやDAMPは、リンパ球に働いて、異常な活性化を引き起こし、この結果、免疫細胞が疲弊して、十分に機能できないようになる

⑦ ウイルスが血管内皮細胞に感染すると、血管炎が起こり、さらに血中の高濃度の炎症性サイトカインによって血小板が活性化され、血栓が起こりやすくなる。これによって肺炎はさらに悪化する

⑧ 異常に活性化されたリンパ球からは、悪玉抗体が作られ、これによってさらに感染が拡大する

⑨ 以上のことが肺のみならず、他の主要臓器でも起こるようになり、その機能がおかされ、やがて、多臓器不全の状態となる。基本的には炎症性サイトカインの異常な産生増加が原因であり、サイトカインストームとよばれる

かどうかということにあるようです。つまり、Ⅰ型インターフェロンを一定以上作ることができた場合には、初期の抗ウイルス反応が有効に働いて、その後の免疫反応も有効に働き、一時的に感染巣に炎症が起きても、最終的にはウイルスを排除できます。

ところが、特に高齢者の場合、食細胞の能力が落ちていることが多く、そうなると十分にⅠ型インターフェロンが作れないことがあります。すると、これがきっかけとなって、炎症性サイトカインが過剰に作られるようになります。

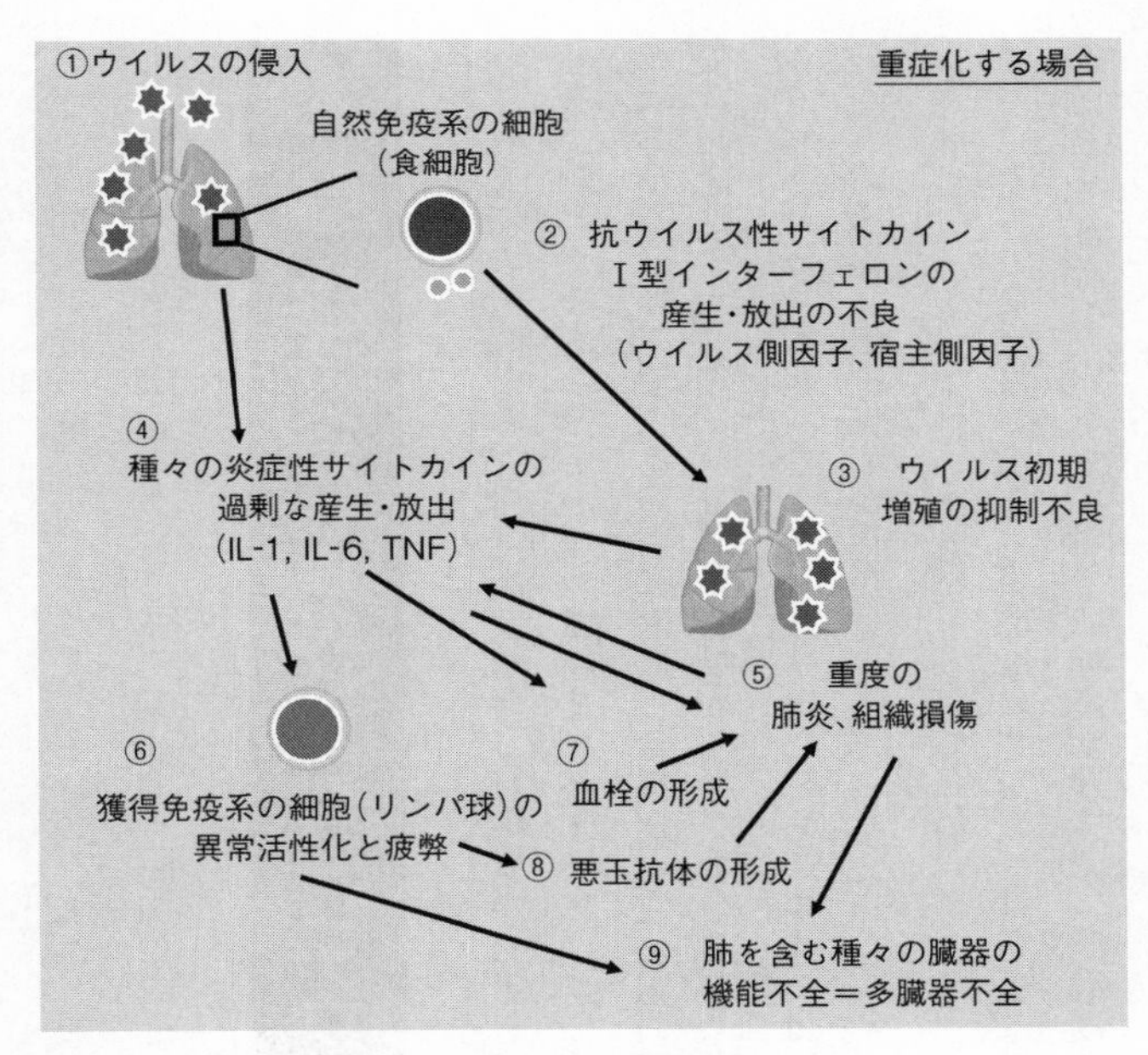


図6-9　新型コロナウイルスの重症者の免疫反応の流れ

このために、さまざまな反応がすべて悪いほうに向かい始め、肺での炎症がひどくなり、さらに、微小血管で血栓が形成され、免疫細胞は疲弊し、その結果、全身的に病状が悪化するという状態が起こると考えられています。

ただし、最近の報告では、すべての重症化例でサイトカインストームが起きているわけではなく、血中のサイトカインが高値を示さないまま、免疫細胞が疲弊して機能できず、最終的には免疫不全のために死にいたる例もかなりあるようです。[※12] これまでは、新型コロナウイルス感染症の重症化＝サイトカインストームと考えられてきましたが、症例の蓄積とともに、重症化の原因はより複雑である可能性があり、ここにもかなりの個人差があるようです。

## 6-4 慢性炎症性疾患は新型コロナウイルス感染症を悪化させる

これまでの研究から、慢性炎症を伴う合併症があると、新型コロナウイルス感染症の重症化のリスクが高くなることがわかっています。２０２０年2月に中国ＣＤＣが発表した約２万人の新型コロナウイルス感染症患者における合併症と致死率の関係を示したデータを見ると、合併症がない患者群に比べて、心血管疾患のある人では約12倍、糖尿病では約8倍、慢性呼吸器疾患では約7倍、致死率が高くなっています。[※13] これらの疾患では、それぞれ、その根底に心血管、膵臓、肺などの臓器に慢性炎症が存在します。

また、これ以外に、典型的な慢性炎症状態として知られる肥満も重症化のリスクが上がります。これは、肥満度があまり高くないアジアではあまりはっきりと見えてこないのですが、肥満の度合いが高いアメリカではこの傾向が顕著で、肥満度が上がるにつれて如実に重症化リスクが高くなっていきます。ちなみに、肥満は血栓のリスクを高め、特に肺塞栓という肺動脈に血液の塊（血栓）が詰まる病気の強い促進因子です。海外からの報告によると、新型コロナウイルス感染で重症化した肥満者の肺では実際に多くの血栓が見られるとのことです。[※14]

では、どうして慢性炎症があると重症化のリスクが上がるのでしょうか？ これは私の前著ブルーバックス『免疫と「病」の科学』（講談社）で詳しく論じていますが、慢性炎症とは、一過性に収まるはずの炎症反応が長引いた状態です。動脈硬化、肥満、糖尿病、アルツハイマー病、がんなどの疾患の原因となり、さらに、これらの病気を悪化させます。欧米ではサイレント・キラー、あるいはシークレット・キラーともよばれています。知らないうちに病気が進行して命取りになるという意味です。

慢性炎症の原因は、炎症性サイトカインの過剰産生であり、これがずっと持続するために種々の臓器で炎症が遷延・持続するのです。この状態のときに、新型コロナウイルス感染を起こすと、ウイルス感染によって作られる炎症性サイトカインが既存の慢性炎症巣に働くこととなり、もともとあった炎症がひどくなるのです。すると、もともとは「ボヤ」程度のものが「火事」となり、それが次第に他の臓器にも「飛び火」してさまざまな病気を悪化させるのです。

## 6-5 重症化に対する治療

第3章の3─7では、新型コロナウイルスの増殖を抑える方法について説明しましたが、ここでは、重症化の主な原因が炎症性サイトカインの異常な産生増加とされていることから、炎症性サイトカインの働きを止める方法について説明します。

現在、もっともよく使われているのは、炎症性サイトカインＩＬ─6の働きを止める抗体製剤であるアクテムラ（一般名：トシリズマブ）です。点滴により静脈内投与します。アクテムラは、大阪大学の岸本忠三氏のグループが中外製薬との共同研究により作製したヒト型モノクローナル抗体で[章末註1]、ヒトのＩＬ─6受容体に結合して、そのシグナル伝達を止める働きを持ちます。

ＩＬ─6の産生異常があっても、アクテムラが存在すると、ＩＬ─6のシグナルが細胞内に伝わらなくなり、結果としてＩＬ─6の働きが止まるのです。ＩＬ─6は免疫細胞の活性化だけでなく、傷ついた血管内皮細胞の機能異常などにも働いていることから[※15]、アクテムラによって過剰なＩＬ─6の働きを止めると、全身状態の改善が期待できます。重症化抑制を目的としたアクテムラの投与は、初期の成績は非常に期待が持てるものでした[※16][※17]。これをさらに確認するために、現在、二重盲検試験が進められています。ただし、IL−6は何種類も作られる炎症性サイトカインの一つなので、IL−6の働きを止めるだけでは不十分な場合もあると思われます。

この点、複数の炎症性サイトカインのシグナル伝達を止める薬剤が重症化抑制に有望であるという報告が最近あり、注目されています。[※18※19]それは、炎症性サイトカイン受容体のシグナル伝達に関わるヤヌスキナーゼ（JAK1、JAK2）を阻害するバリシチニブという薬剤で、経口投与が可能です。多くのサイトカイン受容体がヤヌスキナーゼ依存的に細胞内にシグナルを伝達することから、バリシチニブを投与することにより、複数のサイトカインシグナルを同時に阻害することができます。なかでも、前に述べた、新型コロナウイルス感染症の重症化を誘導するSTAT3依存的経路は、ヤヌスキナーゼが働くことが必須であることから、バリシチニブによって効率的に阻害することができます。今後の二重盲検試験の結果が期待されます。

以上述べたアクテムラやバリシチニブは、主にサイトカインストームが始まってから使われてきましたが、一度、サイトカインストームが始まると、主要臓器の機能が低下し、治療が困難になることから、これらの薬剤をサイトカインストームが始まる前に使う予防的治療法も現在では試されています。

これとは別に、現在、かなり期待を持って注目されているのが、ウイルスを殺すことができる人工抗体の投与です。これについては次の章の最後に詳しく述べます。

註1：モノクローナル抗体とは、試験管内で人工的に作製した抗体で、特定の抗原だけに反応します。これまでは、マウスを利用して作っていたので、マウス由来のタンパク質でした。ところが、これを治療目的で人間に投与すると、マウスタンパク質に対する抗体ができてしまい、治療効果が薄れてしまうのです。そのために、最近ではヒト型モノクローナル抗体というものを使うことが多くなっています。これは、通常、マウス由来であるモノクローナル抗体を遺伝子工学的に修飾して、ヒト型に作り変えたものです。抗原と結合する部分だけは元の部分を残してあるので、元と同じ抗原に結合します。ヒトに投与しても免疫反応が起きにくいので、医薬品として使うことができます。先に述べたアクテムラはこのようにして作り出されたヒト型モノクローナル抗体です。

※1　Blanco-Melo D et al, *Cell*, 181(5):1036, 2020.
※2　Hadjadj J et al, *Science*, 369(6504):718, 2020..
※3　Arunachalam PS et al, *Science*, 369(6508):1210, 2020.

※4　Thoms M et al, *Science*, 369(6508):1249, 2020.
※5　Lee JS et al, *Sci Immunol*, 5(49):eabd1554, 2020.
※6　Park A & Iwasaki A, *Cell Host Microbe*, 27(6):870, 2020.
※7　Broggi A et al, *Science*, 369(6504):706, 2020.
※8　Major J et al, *Science*, 369(6504):712, 2020.
※9　Wang N et al, *Cell Host Microbe*, 28(3):455, 2020.
※10　Eguchi S et al, *Hypertension*, 71(5):804, 2018.
※11　Hirano T & Murakami M, *Immunity*, 52(5): 731, 2020.
※12　Remmy KE et al, *JCI Insight*, doi.org/10.1172/jci.insight.140329
※13　https://commons.wikimedia.org/wiki/File:Comorbidity_and_severity_in_covid-19_data_from_China_CDC_Weekly_2020_2(8)_pp._113-122.png
※14　Wadman M, *Science*, 369(6500):125, 2020.
※15　Kang S et al, *PNAS*, online, https://doi.org/10.1073/pnas.2010229117
※16　Zhang C et al, *Int J Antimicrob Agents*, 55(5):105954, 2020.

※17 Somers EC et al, *Clin Infect Dis*, 2020, doi: 10.1101/2020.05.29.20117358

※18 Bronte V et al, *JCI*, online, doi: 10.1172/JCI141772

※19 Spinelli FR et al, *Sci Immunol*, 5(47):eabc5367, 2020.

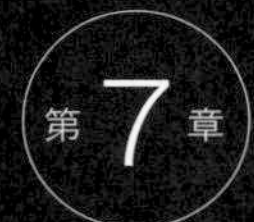

# 第7章 有効なワクチンを短期間に開発できるのか

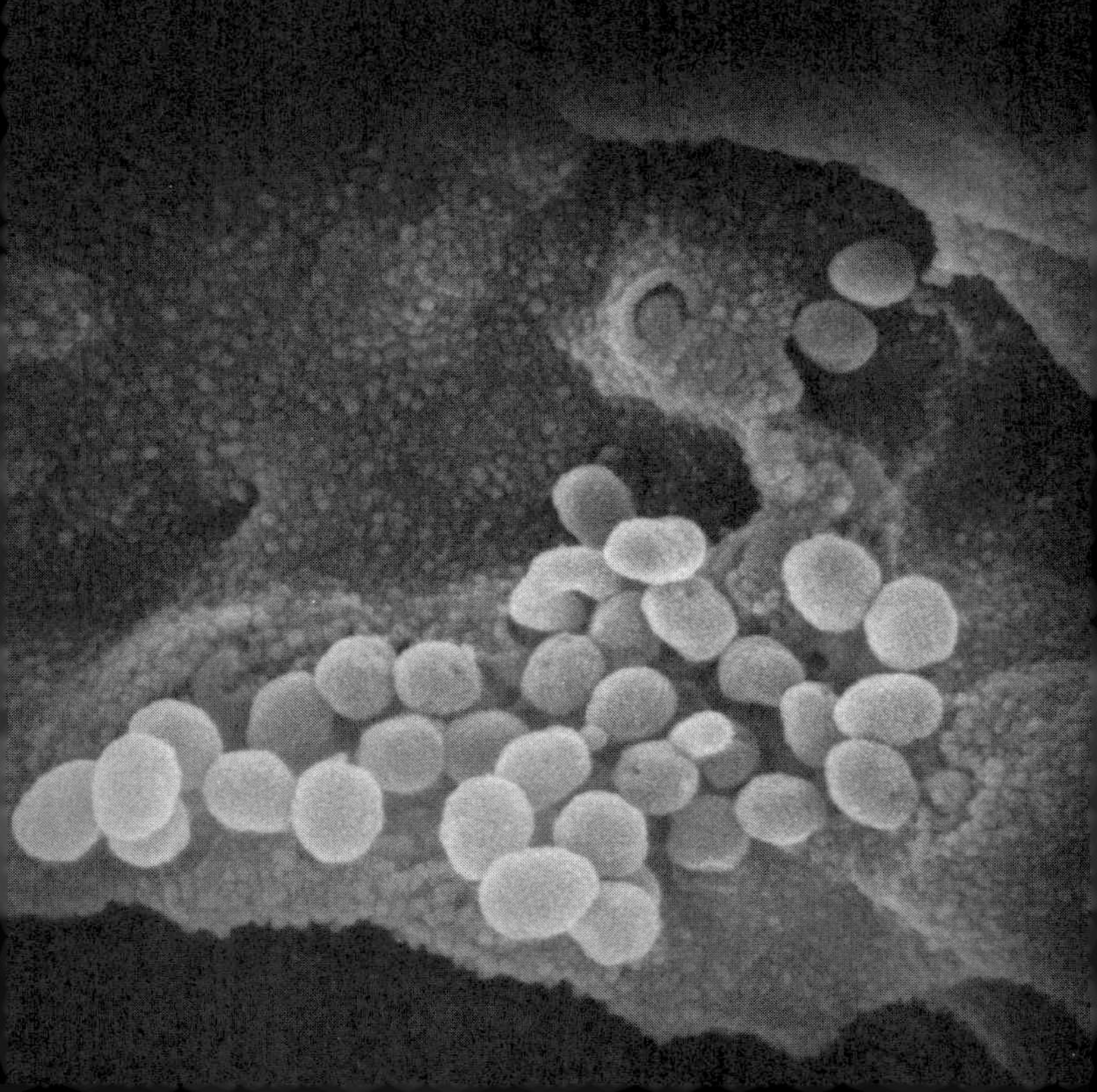

もし、自然免疫や獲得免疫だけでは容易に集団免疫が得られないのだとすると、このウイルスに対抗するためには、予防や治療のための手立てがどうしても必要です。一般のウイルス感染症では、通常、予防にはワクチンが、治療には抗ウイルス薬が、それぞれ使われますが、新型コロナウイルス感染症に対しては、ワクチンも抗ウイルス薬も、今のところ著効を示すものはありません。

新型コロナウイルスに対するワクチンは、現在、世界で300近い数の会社が開発に参画していて、早いものは既に第三相臨床試験に入っています。しかし、安全で予防効果の高いワクチンが出てくるまでには、かなりの時間がかかるのではないかと、私は考えています。その一番の理由は、コロナウイルスがわれわれのからだに抗体を作らせるときに、必ずしも善玉抗体である中和抗体だけでなく、悪玉抗体や役なし抗体を作らせることがあるからです。つまり、ワクチンを接種したから必ずしもウイルスをやっつけてくれる良い抗体だけができるとは限らないのです。

## 7-1 善玉抗体、悪玉抗体、役なし抗体とは

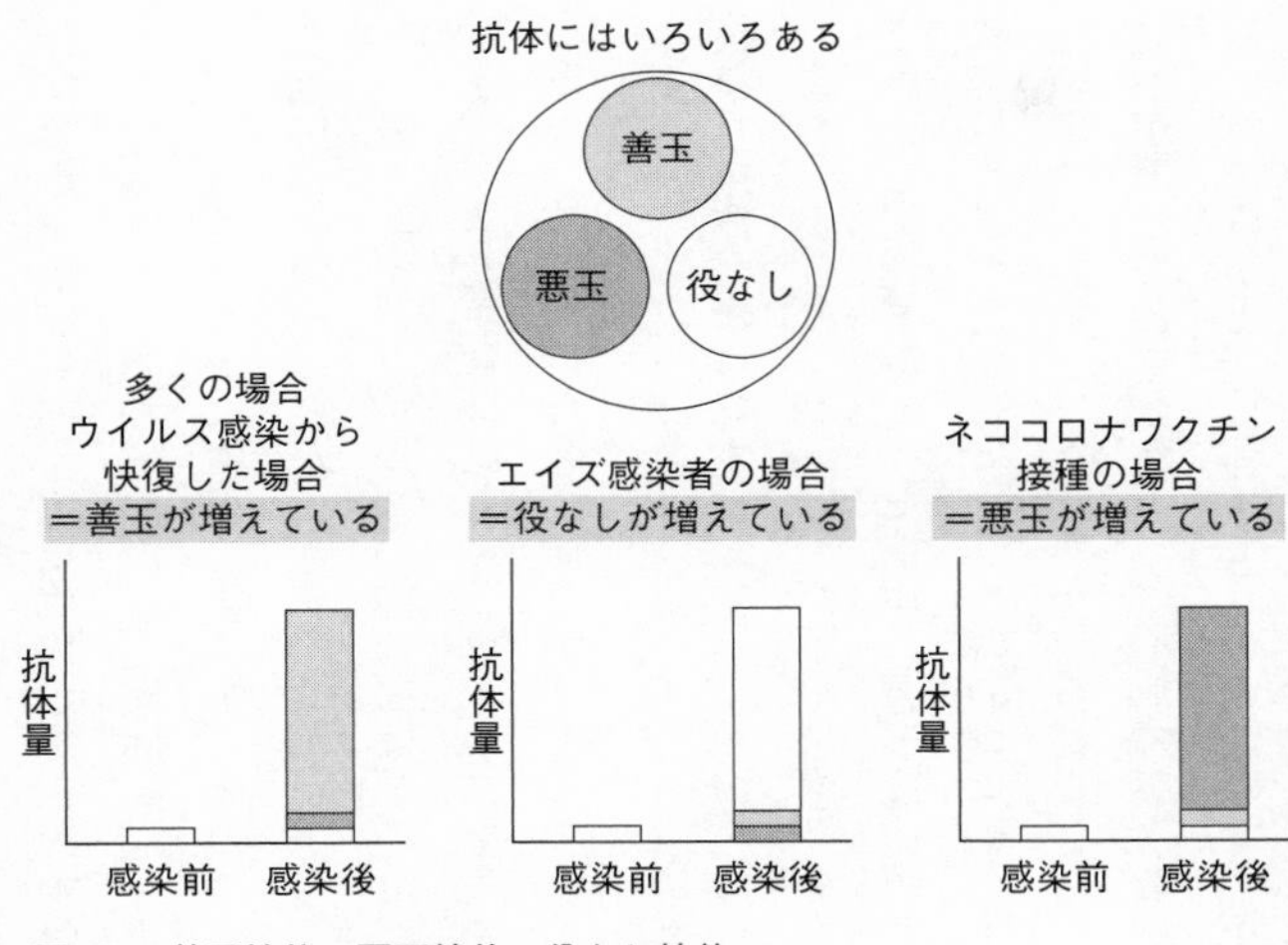


図7-1　善玉抗体、悪玉抗体、役なし抗体

　ウイルスに対して、われわれの体内でできる抗体は、わかりやすく言うと、善玉抗体、悪玉抗体、役なし抗体の３種類があります。

　善玉抗体は、ウイルスを殺す、不活化する、働きを止めるなどの性質を持っている抗体のことで、医学用語では「中和抗体」とよばれます。一方、悪玉抗体とは、ウイルスの感染性を強めてしまう、すなわち病気を悪くする抗体のことです。また、役なし抗体とは、今指摘した２つの機能のどちらも持っていない、すなわち、ウイルスに対してまったく働かない（＝無害な）抗体のことを指します（図７－１）。

　ウイルス感染症では、ウイルスの種類によって、善玉抗体ができやすいもの、役なし抗体ができやすいもの、悪玉抗体ができやすいものがあるようです。それを図7－1に示します。

たとえば、はしかやおたふく風邪のウイルスですと、初めての感染の場合、体内で抗体が増えて、そのほとんどは中和抗体です。そのためにウイルスが排除されるので、できた抗体は本当に善玉抗体ということができます。

一方、エイズウイルスの場合にはまったく状況が違います。感染すると必ず抗体が増えるのですが、できた抗体はほとんどウイルスを殺す能力がないのです。つまりウイルスに対しては役を持たない抗体、役なし抗体です。エイズウイルスの場合、過去30年以上にわたりワクチン開発が試みられていますが、成功していません。ワクチンを接種してもできてくる抗体のほとんどが、役なし抗体だからです。

また、場合によっては、ウイルス感染あるいはワクチン接種によって抗体ができると、かえって感染を促進するような抗体、悪玉抗体ができる場合もあります。これがネココロナウイルス感染で観察されたことです。ネコのコロナウイルスは強い消化器症状を起こすので、ペットの飼い主の求めに応じてワクチンが作られました。しかし、そのワクチンを接種したネコでは感染予防効果がほとんど見られず、ウイルスが感染したときにはかえって症状が重くなったのです。[※1]

調べてみると、抗体はできていたのですが、その抗体がウイルスに結合すると、ウイルス・抗体複合体が食細胞に取り込まれるようになり、その結果、食細胞が感染して、感染が全身に広がるという抗体依存性感染増強（ＡＤＥ：antibody-dependent enhancement）という現象が起こっていたのです。[※2]

さらに、このときには食細胞が過剰に活性化されて、種々の炎症性サイトカインが大量に放出され、これが炎症を悪化させる原因の一つにもなっていたようです。つまり、感染を促進させて、炎症を悪化させる現象であるＡＤＥの原因となったのは、悪玉抗体だったのです。実は、このような現象が、新型コロナウイルスの近縁であるSARS-CoV（ＳＡＲＳの原因ウイルス）のワクチン開発中にも観察されていました。[※3※4※5]このように、ＡＤＥという現象は、これまでに複数種のコロナウイルスで観察されていることから、今回の新型コロナウイルスに対するワクチン開発についてもこのような現象が起きる可能性があり、懸念されることです。

ただし、この現象はウイルス感染とともに初めて見えてくる現象です。ワクチン投与だけでは見えません。したがって、最初に、動物実験でこのようなことが起こらないかを確認します。具体的には、実験動物にワクチンを接種したあとにウイルス感染を起こし、感染が悪化することがないかを調べるのです。そして、ヒトを対象とした臨床試験の場合には、最終段階の確認試験である第三相試験をやって、実際に感染した人たちを調べることにより、ＡＤＥが起きていないかを確認する必要があります。ワクチンの安全性を確認する段階の第一相、第二相臨床試験では通常、感染者は被験者に含まれないので、ADEは見られません（これらの試験は未感染者に対して行うものであるからです）。したがって、ADEが起きないかを確認するためには、必ず、第三相試験を最後まで行うことが必要です。第一相、第二相試験で良い結果が出ているので、第三相試験はやらなくてもよいというようなことは、決してありません。必ず第一相から第三相までのすべての臨床試験を行うことが必要です。「ワクチン投与により単に抗体ができればいい」というような考えには大きなリスクがあります。ワクチン開発の際にはこのような安易な考えは捨てないといけません。

では、どうして、善玉抗体、悪玉抗体、役なし抗体ができるのでしょうか？　その一つの理由は、ウイルス粒子上にそれぞれの抗体を作らせる目印（＝抗原）が存在するためです。図7－2は、1個の新型コロナウイルス粒子がヒトの細胞に結合するところを示しています。ウイルス粒子表面には、スパイクタンパク質という釘のような構造のほかに、われわれのからだが目印として認識するような分子がいくつかあり、ここでは、3種類のもの（●、▲、■）を示しています。●はスパイクタンパク質がウイルス受容体であるACE2と結合する部位に存在し、一方、▲と■はスパイクタンパク質上のACE2結合部位以外の部分に存在します。もし、●に対して抗体

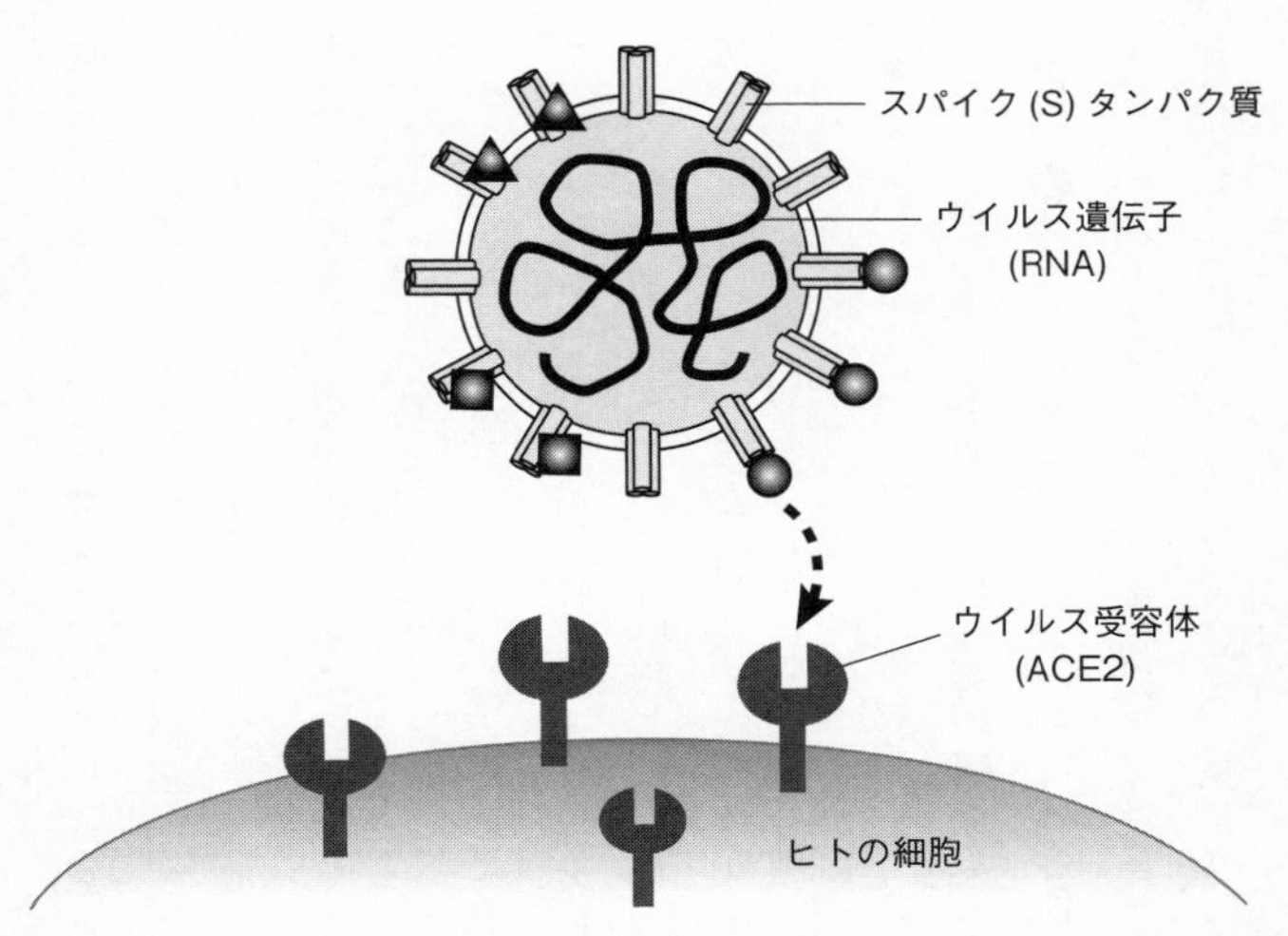


図7-2　新型コロナウイルスで、善玉抗体、悪玉抗体、役なし抗体ができるメカニズム

ができると、抗体はスパイクタンパク質とＡＣＥ２の間に入り込むことになるので、ウイルス粒子がＡＣＥ２に結合するのを阻害することとなり、このような抗体は中和抗体（＝善玉抗体）として機能します。

▲はＡＣＥ２との結合部位以外の場所にあるので、この目印に対して抗体ができても、抗体はウイルスに対して何もしません。このような抗体は、役なし抗体ということになります。

■は特別な部位で、この部分に抗体ができると、抗原・抗体複合物が食細胞に取り込まれるようになります。

食細胞は通常、ウイルスを取り込んで

殺すのですが、未熟な食細胞がウイルスを取り込むと、殺菌作用が弱く、ウイルスが細胞内で増えることになります。つまり、食細胞へのウイルス感染が起こります。このような未熟な食細胞は、肺などの臓器に多数存在するので、このような抗体がいったんできると、肺を含む複数の臓器に感染が及び、感染拡大することになります。つまり、このような抗体は感染拡大を進めるものであり、悪玉抗体といえます。

少し話が複雑になったので、短くまとめます。ウイルス粒子上には種々の目印が内在していて、どの目印に対しても抗体ができる可能性があります。うまく●に対して抗体を作れれば、中和抗体ができて、ウイルスは排除されます。■に対して抗体ができると、感染が体内でかえって広がる可能性があり、▲に対しては抗体ができても感染は止まらないということです。

どの目印を一番認識しやすいか（＝どのような抗体を作りやすいか）には、かなりの個人差があるようです。

たとえば、先に説明したＨＬＡの観点から見ると、●の分解産物を結合しやすいＨＬＡを持つ人は、●に反応しやすいので、中和抗体を作りやすい人であり、感染から快復しやすい人である可能性があります。一方、▲や■の分解産物を結合しやすいＨＬＡを持つ人は、新型コロナウイルスに対する防御がうまくできず、抗体ができても病気からは快復せずに、特に■に対して抗体

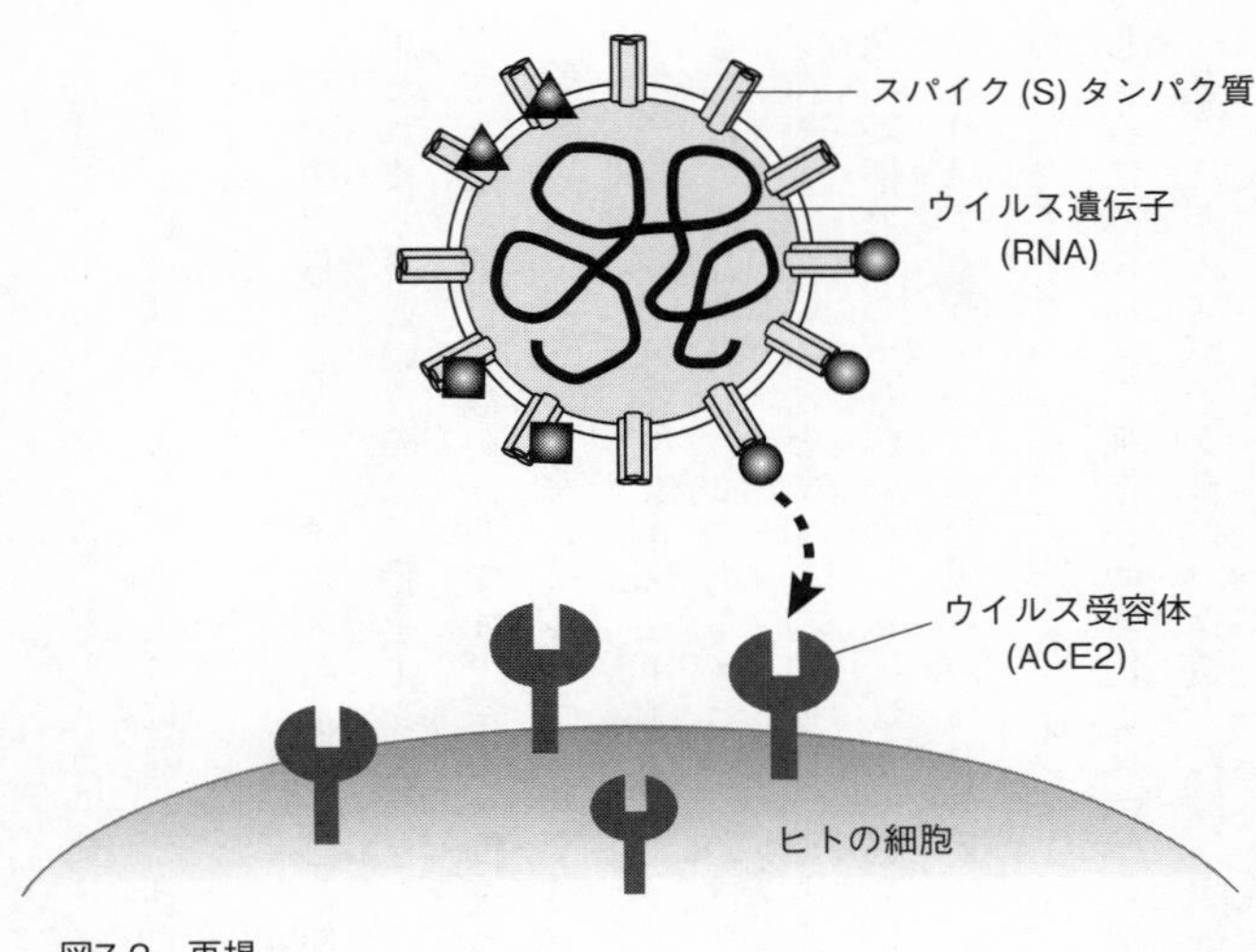


図7-2　再掲

を作る人は重症化しやすいということになります。

今のところ、個人が持つＨＬＡ型と新型コロナウイルスに対する感受性の間に相関性があることをはっきりと示すデータはありません。

しかし、新型コロナウイルスに対してＴ細胞が反応するときには、ウイルスの分解産物がＨＬＡ上に提示される必要があり、ウイルス抗原をうまく提示できないＨＬＡを持つ人は感染防御がうまくできない可能性があります。このように考えると、ＨＬＡ型と新型コロナウイルス感受性、抵抗性との間には、何らかの相関があってもよいように思われ、今後の解析がまたれます。

以上のことをワクチン開発の観点から考えると、もう一つ、重要なことが浮かび上がってきます。それは、新型コロナウイルスに対して新たにワクチンを作る場合には、どの目印を対象にするか、ということです。

私の眼からすると、ウイルス粒子を丸ごと使うのではなくて、特定の抗原を使うほうが良いと思われます。というのは、●を主な抗原としたときには、ワクチン投与によりもっぱら中和抗体ができる可能性が高いからです。一方、間違って■を抗原として選ぶと（あるいはワクチン抗原の中に■が混ざっていると）、悪玉抗体も同時にできることになります。同様に、▲を選ぶと（あるいは混ざると）、抗体ができても役なし抗体がたくさんできるということになるでしょう。この点、心配なのは、現在開発されつつあるほとんどのワクチンがもっぱらスパイクタンパク質全体をワクチン抗原としていることです。右に述べたことを考えると、このような方法が、本当にワクチン開発の戦術として正しいのか、私にはやや心配です。

これは、もう一つ、別の視点からも言えることです。ワクチン投与によって抗体を作るためには、抗体を作るB細胞を活性化することが大事ですが、このためには、まず自然免疫を活性化し、次にヘルパーT細胞を活性化しないとB細胞はうまく抗体ができません。

ところが、スパイクタンパク質上には、T細胞を刺激できる目印があることはあるのですが、

T細胞がより強く認識するのは、通常、スパイクタンパク質ではなくて、NタンパクやMタンパク質です。たとえば、最近、健常人や新型コロナ感染症から快復した人に、新型コロナウイルス反応性T細胞が見られ、その反応性を調べてみると、Nタンパク質やMタンパク質由来の抗原に対して強く反応することが示されています。[※6]ということは、T細胞を刺激する目印は必ずしもB細胞を刺激する目印と同一ではない可能性があり、ワクチンの中にT細胞を刺激できる目印を含ませることも、考慮する必要があると思われます。

## 7-2 新ワクチン投与後に見られる抗体非依存性過敏反応とは

もう一つ、ワクチン投与後に起こる思わぬ反応として、抗体とは関係のないものがあります。つまり、抗体非依存性のT細胞依存性の過敏性反応（一種のアレルギー反応）です。それについて説明しましょう（図7-3）。

ワクチン投与によって獲得免疫の中で刺激されるのは、抗体を作るB細胞だけではありません。B細胞が抗体を作るためには、まず、ヘルパーT細胞が刺激を受けて、その後、B細胞に指

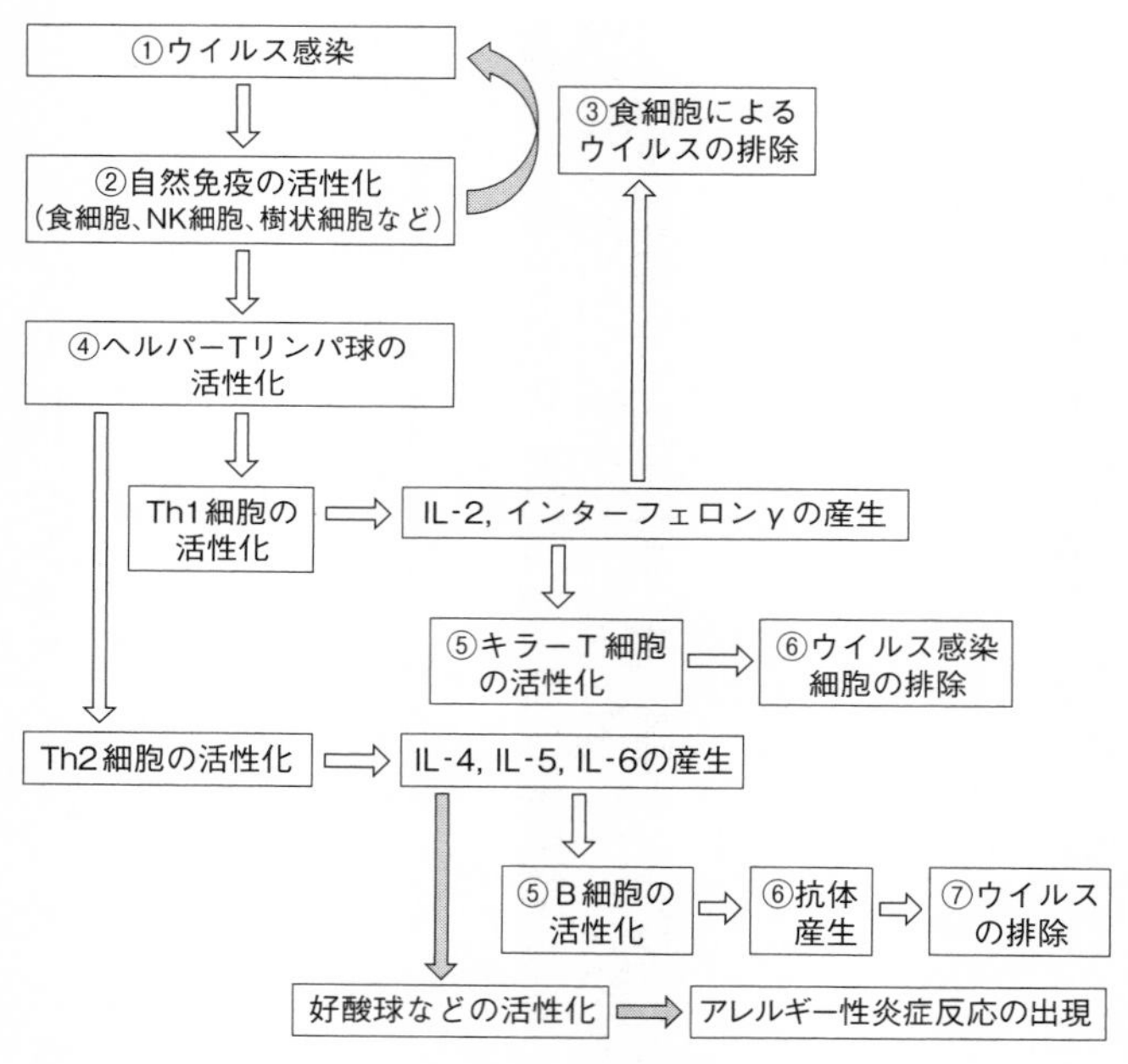


図7-3　抗体非依存性のTリンパ球依存性の過敏性反応

令を出して、抗体を作らせるのです。

ヘルパーT細胞は、刺激を受けると、活性化され、Th1細胞、Th2細胞などに分化をします（他にもTh17細胞や制御性T細胞がありますが、ここでは話を簡単にするために説明を飛ばします）。

Th1細胞は、インターロイキン2（IL－2）やインターフェロンγなどのサイトカインを作り、自然免疫細胞や自分の兄弟分であるキラーT細胞を刺激します。特に、キラーT細胞に対してはウイルス感染細胞を

| | 抗体依存性 | T細胞依存性 |
|---|---|---|
| 副反応の名称 | ADE（抗体依存性感染促進） | 抗体非依存性過敏反応 |
| メカニズム | 食細胞へのウイルス取り込み<br>食細胞における感染促進 | Th2依存性免疫反応<br>（アレルギー様反応） |
| 関与する細胞とサイトカイン | 食細胞と食細胞からのサイトカインの過剰放出 | Th2細胞<br>Th2サイトカイン |

表7-1　主なワクチンの副反応

殺すように促します。

一方、Ｔｈ２細胞はインターロイキン４、５、６（ＩＬ－４、ＩＬ－５、ＩＬ－６）などのサイトカインを作り、Ｂ細胞を刺激して抗体を作るように促します。もし、Ｔｈ１細胞とＴｈ２細胞がバランスよく刺激されると、サイトカインの働きを介して、食細胞、Ｂ細胞、キラーＴ細胞がすべて活性化され、これらの細胞が相まって働くことにより、ウイルスの排除が効果的に起こるのです（第３章：図３－２、図３－３）。

ところが、ワクチンによっては、Ｔｈ２細胞を強く活性化しすぎるものがあるようです（表７－１）。それは、Ｔ細胞依存性の副反応です（副反応とは、普通の治療薬でいう副作用すなわち、主な薬理作用以外の好ましくない作用のことです）。

副反応については後ほど詳しく説明します。

これはＲＳウイルスという、子どもに呼吸器感染を起こす病原体に対するワクチンで実際に起こったことです。1960年代後半に、ウイルス丸ごとをホルマリンという薬剤で不活化して、それをワクチンとして投与しました。その結果、このワクチンは予防効果が低かっただけでなく、接種を受けた子どもたちの約8割では症状がかえって重くなり、特に症状が重かった患者は入院せざるを得ないことになりました。[※7]

このワクチンをマウスに投与して、病態悪化のメカニズムを調べたところ、肺に好酸球を主体とした喘息様のアレルギー性炎症が見られ、悪さをしていたのは抗体ではなくて、異常に活性化されたTh2細胞であることがわかりました。[※8] Th2細胞は、前にも書いたように、何種類かのサイトカインを放出するのですが、この場合にはワクチン接種によってTh2細胞が異常に増えて、特に好酸球を刺激するIL—5というサイトカインの量が増えて、肺に好酸球が集まり、喘息様のアレルギー性炎症が起きたようです。このように、ワクチンによっては、抗体非依存性のT細胞によるアレルギー性の反応が起こることがあります。

繰り返しになりますが、ワクチンは、単に抗体を作ればいいのではありません。場合によっては、ワクチン接種により、悪玉抗体ができて感染がひどくなることや、種々の細胞に働いてアレルギー様の症状を起こすこともあります。したがって、ワクチンの開発には、前臨床試験とよばれる動物実験から臨床試験を通じて、副反応の有無に細心の注意を払うことが必要です。この点、これまでのワクチン開発の歴史を見ると、動物実験から臨床試験を終えて、最終的に認可されるようになったものは全体の４％程度と言われています。つまり、ワクチン開発の成功率はかなり低く、目先の競争で一見先にゴールに入ったように見えたものが本当に良いものであるかどうかはわかりません。バイアスのかからないランダム化臨床試験（＝第三相試験）を確実にやって、このあたりのことを慎重に見極める必要があります。

## 7-3 ワクチンの種類と製造にかかる時間とコスト

そもそも、ワクチンとは誰が作り、その開発・生産・販売にはどのくらいの費用と時間がかかるのでしょうか？　このことについても、私の前著『免疫力を強くする』（講談社ブルーバックス）で詳しく書きました。それを簡単にまとめると次のようです。

ワクチンの開発・製造には５００億円を超える巨額のお金が必要です。これにはいくつかの理由があります。一つは、ワクチンの元となるウイルスを、同じ条件で一定の標準のものを作るためには、厳格に規制・管理された環境と設備が必要だからです。

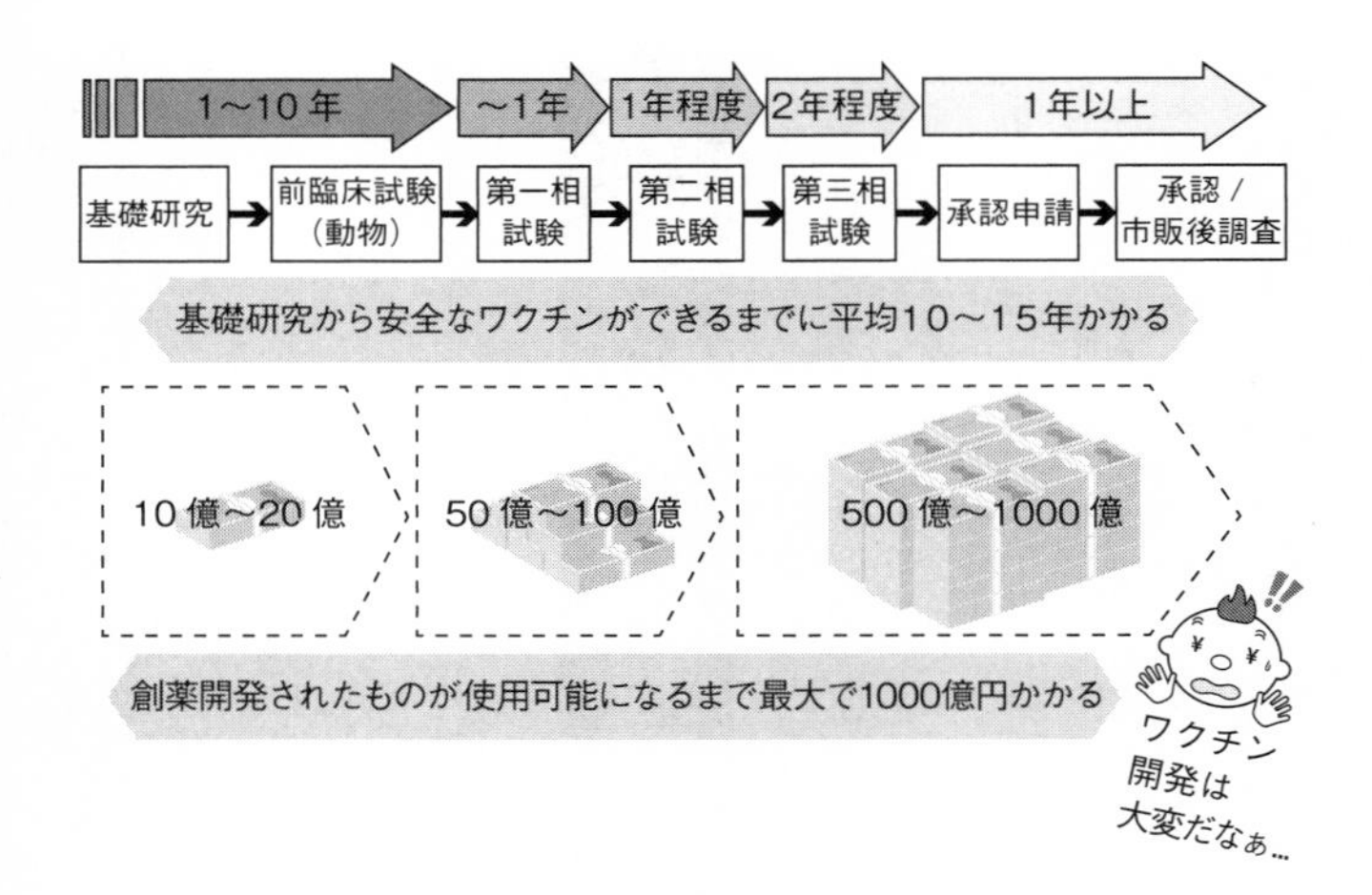


図7-4　一般的なワクチン開発から製造発売までの流れ

さらに、ワクチンの効力試験や安全性試験には多くの手間と時間が必要です。これらの試験は、はじめは実験動物で行われますが、良い候補ワクチンができてきたときには、ヒトでの臨床開発が必要です。段階的に被験者を増やしながら、第一相から第三相まで、三段階に分かれた臨床試験が行われます（図7-4）。

まず、最初の第一相試験では、100人以下の被験者が参加して、早ければ1年以内で終えられます。初期の安全性確認と免疫の強さを調べます。

ここで良い結果が得られると、次は第二相試験です。数百人の被験者が参加して、再度安全性を調べるとともに、投与量を変えて免疫の強さを調べます。これには、普通、1年程度必要です。

最後は第三相試験です。数千人の被験者が参加して大規模な安全性試験、有効性試験が行われます。予防効果、重症化阻止効果だけでなく、ワクチン接種の感染に対する影響（特にワクチン接種により病状が悪化することはないか）などを調べるので、通常、2年はかかります。この第三相試験は、いわば、最終的な安全確認試験であり、予防効果確認試験でもあります。この試験で確認すべきことは、次の4つです。

① ワクチンが単に抗体を作るかではなく、中和抗体（＝善玉抗体）を作る
② ワクチンが十分な感染予防効果を持つ
③ ワクチンが重症化予防効果を持つ（十分な感染予防効果があれば、この点は問題ではありませんが、感染予防効果が低ければ、重症化予防ができるかが非常に重要な点となります。ちなみにインフルエンザワクチンは、感染予防効果は必ずしも高くありませんが、一定程度の重症化予防効果を持つので、よく使われています）
④ ワクチン接種者が感染したときにＡＤＥが起こらない

このうち、①は第二相試験でもある程度は確認できます。しかし、②と③は第三相試験でない

と確認できず、④は第三相試験終了時まで確認することはできません。つまり、通常は第三相試験だけで2年程度の時間が必要です。このようなことから、これらの臨床試験を全部終えるためには、最低でも、数年の時間と数百億円を超える費用がかかります。

そして、いったん良いワクチンができても、それを工場で生産し、市場に乗せるには、さらなる時間が必要です。通常、ワクチンの原液を製造後、工場での品質管理試験とその後の国家検定に数十週かかります。そして、原液をバイアル（小瓶）に充塡後、品質管理試験や国家検定のためにさらに、20週かかります。したがって、工場で作ったものが出荷可能になるには、通常だと1年以上かかります。

このように、ワクチンは作るのに非常に手間とコストがかかるのですが、いったん良いものができると、全世界で使われるようになり、非常に大きな恩恵をもたらします。また、製造会社にも大きな売り上げがあり、2010年段階で、一つの製品で1000億円以上の売り上げを持つワクチンがいくつもあります。

ワクチンの開発について、最後に大事なことを一つ述べたいと思います。ワクチンが普通の医薬品と異なるのは、健康な人に投与することです。しかも、投与・接種によって得られるのは「病気にならない」という、実際には目に見えにくい結果です。

　したがって、ワクチンは、その有用性が認識されにくく、一方、投与による副作用があると、社会的には大きな非難を浴びることになります。そのようなことを考えると、ワクチン開発は熾烈な競争だとされるのですが、実際は、ウサギとカメの競争のようなものです。ウサギのように、急いで先にゴールに飛び込んでも、それが副反応の出るワクチンや、予防効果が低いワクチンであったとすれば、絶対に後で使われなくなります。一方、カメのように後からゴールに入ったとしても、安全で予防効果の高いワクチンであれば、その後ずっと使われることになるので、勝負には勝ったということになります。慌てるがあまり、安全確認、予防効果の確認を怠って、不確かなものに飛びつくことは避けないといけません。

　この点、気になるのが、ロシアやアメリカ、イギリスなどで行われているワクチンの過剰とも思われる激しい開発競争です。

　実際、ロシアでは第三相試験を終える前に、既にワクチンの実用化が始まっています。これは、安全性、予防効果が十分に確認される前に国民への接種が始まっていることであり、かなりリスクのあることです。アメリカでも、トランプ大統領がワープ・スピード作戦と称してワクチン開発に拍車をかけ、実用化を急いでいます。しかし、先にも述べたように、ワクチンは先にできたものが良いとは限りません。ワクチンは健康な人に接種するものなので、健康リスクを冒してまで開発を急ぐ、というのは適当ではありません。

## 7-4 ワクチンの副作用（副反応）

ワクチンの副作用（副反応）にはさまざまなものがあるので、もう少し説明しましょう。普通の治療薬では、主な薬理作用以外の好ましくない作用のことを「副作用」といいますが、ワクチンの場合は違います。ワクチンの主な作用は「免疫を付与する」ことであり、ワクチン接種に伴う反応（局所の赤み、発熱、腫れ、全身性の発熱など）は、実は炎症性サイトカインがたくさん作られるために起こるのです。したがって、これらの反応は副次的なものではなくて、免疫反応の結果です。このような理由から、これらの現象は「副作用」ではなくて「副反応」とよばれます。

副反応とは、ワクチンがからだの免疫反応を利用したものであることから、一定程度の生体の反応、特に炎症反応が起こることは防げません。一番よくあるのは、接種した部位が赤くなり、腫れてしこりができることや、全身性の発熱です。通常、1~2日以内に治まります。

一方、稀ですが、もっとずっと重い反応が見られることがあります。ワクチンは、商品化される前に安全性試験が行われ、通常、数千人以上の人たちに対して重い健康被害が起こらないことが確認されています。

しかし、われわれの免疫反応は非常に個人差が大きく、数千人単位の人たちでは重い副反応は見られなくても、もっとずっと大きな集団が対象となると、きわめて少数の人たちに命に関わるような重大な副反応が見られることがあります。その率は、ワクチン全体で、アメリカでは１００万件に1～10件の割合であるとされています。つまり、ワクチンは決してゼロリスクではなく、一定のリスクがあるのです。

重篤な副反応の例を挙げると、①アナフィラキシー、②生ワクチン接種による原病の発症、③脳症、④ギラン・バレー症候群など、さまざまなものがあります。いずれも起こる頻度は非常に低いのですが、起こると大変です。少し説明しましょう。

まずアナフィラキシーです。急激に全身的に起こるアレルギー反応の一種で、原因物質を摂取後、あるいは投与を受けた後に、皮膚や粘膜が痒くなったり、息が苦しくなったり、吐き気がしたりします。この状態がさらに進むと、血圧が下がって意識障害が起こり、ショック状態となります。これは、生命の危険を伴う事態で、医師による迅速な対応が必要です。アメリカや日本のデータでは、ワクチン接種でアナフィラキシーが起こるのは１００万回に１回以下の頻度です。

ワクチン接種でアナフィラキシーを起こすのは、特殊なアレルギー体質を持った人です。

生ワクチンによって起こる感染事故もあります。日本で2012年8月まで使われていた生ポリオワクチンは、病原性を弱めたポリオウイルスが入っていて、このために免疫の力が低下している人が接種を受けると、100万回の接種に対して1例以下の低い頻度ではありますが、ポリオを発症することがありました。このため、現在、日本で用いられているものは、人に発症させるおそれのない不活化ワクチンです。

次に、脳症または脳炎です。たとえば、おたふく風邪のワクチン接種により、数千人に1人（0・05％程度）の頻度で、無菌性髄膜炎が起こることが報告されています。生ワクチン中の弱毒化されたウイルスが脳を包む膜である髄膜に達して炎症を起こすと考えられています。0・05％とは結構高い頻度のように思われますが、ワクチン接種を受けずに自然におたふく風邪にかかったときには約1％の患者に同じ状態が起こるので、ワクチン接種のほうが無菌性髄膜炎のリスクはずっと低いです。

インフルエンザワクチン接種においても脳炎の発生が報告されていますが、やはり100万回の接種に対して0・15程度ときわめて低い頻度です。一方、インフルエンザ感染自体でも脳炎が起こることがあります（＝インフルエンザ脳症）。この原因は明らかにはなっていませんが、一つの可能性は、ワクチン接種あるいはインフルエンザウイルス感染自体によって誘導されてくる免疫反応が、なぜか誤って神経系を攻撃してしまう、というものです。

ギラン・バレー症候群は、全身の筋力低下が起こり、食べ物が飲み込みにくくなったり、呼吸がしにくくなったりする病気です。細菌やウイルスの感染後に見られることがあります。1976年、アメリカで行われたインフルエンザワクチン接種の際に、接種後6週間以内にギラン・バレー症候群を発症した人の率が一時的に増え、大きな注目を浴びました。しかし、その後行われた大規模試験では、インフルエンザワクチン接種によるギラン・バレー症候群の発症は多くて100万人あたり1人程度であることがわかりました。現在ではインフルエンザワクチンとギラン・バレー症候群との関係はほぼ否定されているといっていいでしょう。もしかすると、ワクチン接種時にたまたま起きた細菌やウイルスの感染と関係があったのかもしれません。

ギラン・バレー症候群と同じ神経系の疾患に横断性脊髄炎というものがあります。つい最近、ある会社が開発中のワクチンの第三相試験の過程で横断性脊髄炎が見られたという報告がありました。この病気は、脊髄の特定の場所に横断的な炎症が見られ、足のしびれや麻痺などが見られることがあります。中枢神経系の病気である多発性硬化症に合併することや、ウイルス感染症やワクチン接種の後に起きることがあります。一種の自己免疫的な反応、すなわち、免疫系が自己の組織を攻撃するような反応である可能性があります。ワクチン接種によって誘発されうるものだとすると、これは大いに注意しないといけません。その後、この会社の第三相試験は再開されたようですが、これが偶発的なものだったのか、それともワクチン接種と因果関係があるものなのか、今後も注意深く目を配っていくことが必要です。

このように、ワクチン接種に関連した重篤な副反応にはさまざまなものがありますが、いずれも頻度としては非常に低いものです。しかし、ここは慎重に考える必要があります。ワクチンは大部分の人には大きな健康被害はもたらしませんが、非常に少ないながらも一定のリスクがあります。ということは、大きな集団では必ず一定数の人に被害が出る可能性があるということになります。ワクチンは普通の薬とは異なり、健康な人たちが接種を受けるのですから、きわめて少数でも健康被害が出る人たちがいると、大きな不平、不満が出ることになります。そして、一度、一つのワクチンに不満が出ると、他のワクチンにまでその影響が及び、接種されるべきワクチンが接種されにくい状況が生まれてきます。アメリカでは、実際に反ワクチン運動が非常に強くなり、全般的なワクチン接種率の低下が懸念されています。

## 7-5 反応効果が長続きするワクチンとそうでないワクチン

ワクチンには、その効果が長続きするものと、そうでないものがあります。長続きするものの代表が、破傷風、風しん、はしかなどで、一度免疫ができると効果が半減するまで50年ぐらい続きます。一方、短いほうの代表がインフルエンザワクチンです。半減期は４ヵ月程度で、秋に早めにワクチンを接種すると、実際にはインフルエンザがはやる季節（冬）の後半ではその効果がかなり薄くなっている可能性があります。

どうしてこのような大きな差が生まれるのか不思議なのですが、実はその理由がほとんどわかっていないのです。

現時点でわかっているのは、持続的な効果をもたらすワクチンの場合、接種によって病原体特異的なメモリー・リンパ球とよばれる長命の細胞が体内にできることです。これは、特定の病原体に会ったことを覚えているリンパ球で、T細胞とB細胞のどちらにも、このようなメモリー・リンパ球ができます。そして、この細胞が体内で生き続けると、免疫学的記憶が持続して、ワクチン効果が長く続くということになります。

このように考えると、メモリー・リンパ球をうまく人為的に作ることができれば、ワクチンの効果を長く持続させることが可能になるはずです。しかし、どのようにしてメモリー・リンパ球が体内で生み出され、どのように維持されているのか、そのメカニズムがよくわかっていないのです。一つだけわかっているのは、ヘルパーT細胞がうまく刺激されて、それが長命になると、免疫学的記憶が持続するようになることですが、どのようにしたら特異的に反応するメモリーT細胞を長命にできるのかがわかっていません。これは医学的に本当に大きな問題です。この問題を解決した人には、おそらくノーベル賞が与えられるでしょう。

それでは、新型コロナウイルスに対して良いワクチンはできる可能性はあるのでしょうか？あるとすれば、それはいつ頃なのでしょうか？

## 7-6 新型コロナウイルスに対して良いワクチンはできるのか

現在、300近い数の会社が新型コロナウイルスに対するワクチンの開発に乗り出しています。熾烈な開発競争といっていいでしょう。その中にはDNAワクチン、RNAワクチン、不活化ワクチンなど、さまざまなものがあります。それぞれにメリット、デメリットがあります。代表的なものについて説明しましょう。

①ＤＮＡワクチン

ＤＮＡワクチンは、まず、病原体の特定の構成成分に対応する遺伝子を、通常、プラスミドベクターという遺伝子の「運び屋」に組み込んで大量に作らせます。それをヒトに投与（通常、筋肉内注射）して、からだの中で病原体の遺伝子産物（＝タンパク質）を作らせ、このウイルス由来タンパク質に対して免疫反応を起こそうというものです。これまでに開発されつつあるＤＮＡワクチンの多くは、新型コロナウイルスのスパイクタンパク質をコードするＤＮＡを遺伝子として使っています。

ウイルス遺伝子を「載せた」プラスミドベクターは、ヒトへの遺伝子治療などでも広く使われていて、安全性が確立されています。製造は、ＧＭＰとよばれる厳格な医薬品製造管理・品質管理基準に従って行われます。ＤＮＡワクチンの利点は、速く、安く、大量に作れることです。用いる遺伝子を、遺伝子工学的手法を用いてプラスミドベクターに組み込み、それを大腸菌に導入して、大腸菌を大きなタンクで培養して、ＤＮＡワクチンを作ります。感染性に関わる遺伝子は含まれていないので、ワクチン接種により感染を起こすことはありません。

ウイルスベクターは、プラスミドの他に、しばしばアデノウイルス由来のもの（宿主内で増殖しないように修飾したもの）が用いられます。たとえば、イギリスのオックスフォード大学と製薬会社アストラゼネカ、さらには中国やアメリカの複数の会社は、アデノウイルスベクターを用いたDNAワクチンの開発を目指しています。以前に新型コロナウイルスの同族ウイルスによる感染症であるSARSやMERSがはやったときに、既にアデノウイルスベクターを用いたワクチン開発が始められていたので、ある程度の準備があり、ワクチン作製技術としてすぐに使える状態にあったのです。したがって、新型コロナウイルスのワクチンのなかでは、もっとも開発が早く進んでいます。

アデノウイルスベクター以外のベクターも一部使われています。この場合には、ウイルス由来のDNAの一部を、宿主内で増殖できるタイプのウイルスに組み込んでいます。この形だと、宿主内でウイルスが増えて、ウイルスDNAが増幅されるので、ウイルス遺伝子産物もたくさん作られるようになり、結果として、強い免疫反応を誘導できる可能性があります。

アデノウイルスベクターでもその他のウイルスベクターを使ったときでも同様ですが、一つ問題がある可能性があります。それは、接種を受けた人の体内でベクターに対する免疫反応が起こる可能性があり、二度目以降のワクチン接種の効果が下がる可能性があるということです。アデノウイルスは風邪ウイルスの一つでもあるので、あらかじめ抗体を持っている人がいます。そのような人では、初回の接種でも、ワクチンの効果が上がりにくい可能性があります。

ＤＮＡワクチンはうまくいくと、速く、安く、大量に作れるはずなのですが、ワクチンの世界ではまだ新しい技術であり、これまで実用化されたものがないのが一つの問題です。

②　ＲＮＡワクチン

ＤＮＡワクチンと同様に、ウイルス遺伝子（＝ＲＮＡ）を使ったワクチンです。ＤＮＡワクチンの場合には、ウイルス遺伝子がヒトの細胞のゲノム（＝ＤＮＡ）に組み込まれる可能性がゼロではありません。そこで、ＤＮＡの代わりにＲＮＡを使おうというものです。通常、脂質の袋の中にＲＮＡを封入した形で投与します。ウイルスＲＮＡから目的とするウイルスタンパク質がヒトの体内で作られ、これに対して免疫反応が起こるようになります。

ただし、一、二の問題がある可能性があります。一つは、ワクチンの形で導入されるＲＮＡが、自然免疫の異物センサーであるＲＩＧ—ＩやＭＤＡ５などによって認識され、生体反応を起こす可能性です。もう一つは、体内にはＲＮＡを分解するＲＮＡ分解酵素が広く存在するので、導入されたＲＮＡがすぐに分解されてしまう可能性です。そうなると、ワクチンとしての効果が低くなる可能性があります。どちらの問題も、臨床試験の過程で答えが出てくるものと思われます。

ＲＮＡワクチンもＤＮＡワクチンと同様に、いったん作り方が決まると、普通のワクチンよりもずっと迅速に作ることができます。この方法の利点は、複数種類の候補ＲＮＡを混ぜて使うことにより、どれが強い免疫を起こすかを手早く判定できる点です。もし強い免疫を起こすＲＮＡが決まれば、それを候補ワクチンとします。また、ウイルスに変異が入ったとしても、変異が入っていない領域のＲＮＡを複数使ってワクチンを作ることができ、ウイルスの変異にも対応が可能です。

現在、アメリカのモデルナ社を含むいくつかの会社がＲＮＡワクチンの第三相試験に入っています（２０２０年９月３日現在）。今回、新型コロナウイルスではＲＮＡワクチンの開発が進んでいますが、ＤＮＡワクチンの場合と同様に、これまでにＲＮＡワクチンとして実用化されたものはありません。

### ③　不活化ワクチン

不活化ワクチンとは、ウイルス粒子そのものに、化学薬品を加えることにより、感染性を喪失させながら（＝不活化）、元の抗原性は維持した形で大量調製をして、それをワクチンとして使おうとするものです。中国では既に第二相試験を終えて、第三相試験を開始しています。この方法は、既に他のウイルスでもワクチン作製のために用いられてきたので、他のものに比べて、開発が早く進んでいます。しかし、ウイルス全粒子を使っているので、できてくる抗体は、おそらく中和抗体（善玉抗体）、悪玉抗体、役なし抗体のいずれもができる可能性があり、どれが一番できやすいのかは個人差が大きくある可能性があります。したがって、不活化ワクチンは慎重に臨床試験を行って、その結果をよく吟味することが必要です。

④　タンパク質サブユニットワクチン

ウイルス粒子のうちの感染に関わる部分、たとえばスパイクタンパク質を抗原にしたワクチンです。ワクチン自体には感染性はなく、安全です。ただし、特定のウイルスタンパク質だけを抗原とするので、免疫を起こす力が弱いことが多く（＝うまく自然免疫を刺激できないので）、免疫増強物質であるアジュバントを混ぜるのが普通です。タンパク質サブユニットワクチンを作る方法は、インフルエンザワクチンなどで使われてきた方法に準ずるので、新たな技術的開発を要することはほとんどないのですが、ワクチンの製造にかなり時間がかかるのが問題点です。それから、ウイルスに変異が起きて感染に関わる部分に変異が入ると、そのような変異ウイルスに対しては、ワクチンが効果を示さなくなる可能性があります。

⑤ 弱毒生ワクチン

ウイルスを試験管内あるいは動物において継代培養することによって、毒性が低下した変異株を得て、それをそのままワクチンとするというのが一つの方法です。もう一つは、感染性に関わる遺伝子部分に遺伝子工学的に修飾を加えてウイルスを人工的に弱毒化するという方法です。

しかしこの場合、新型コロナウイルスのゲノムが3万塩基対以上とサイズが大きいので、希望のところだけに変異を導入するのには技術的な問題があります。また、試験管内で弱毒化したように見えても、生体内で本当に弱毒化しているかを確かめないといけないので、動物実験をしっかりやるとともに、臨床試験でも安全性を慎重に確認する必要があります。

## 7-7 認可に関わる問題

ワクチンの実用化には、国による認可が必要です。ワクチンの臨床第三相試験が終了して、予防効果が高く、安全性が確保されていると判断された場合には、ワクチンメーカーはすべてのデータを国の機関に提出して、認可を受ける手続きをとります。日本の場合は、（独立行政法人）医薬品医療機器総合機構（ＰＭＤＡ）が審査を行います。日本ではこれまでに薬害などの問題があったことから、ＰＭＤＡは、医薬品、医療機器、再生医療等製品等の品質、有効性、安全性について、現在の科学技術水準に基づき厳格な承認審査を行うことになっています。しかし、新型コロナウイルス感染症のワクチン開発の場合、日本政府が急いでいるという事情もあり、果たしてこのような厳格な審査が行われるのでしょうか？

私は、実は、この点に関して心配しています。それは、この間の日本政府の動きを見ると、厳格な審査を緩めてワクチンの認可をしようとしているようにも見えるからです。この点、ポイントとなるのは、ＰＭＤＡには「医薬品早期条件付承認制度」というものがあり、一定の条件が満たされると、臨床第三相試験を飛ばしてワクチン認可ができるようになっていることです。まず、この「医薬品早期条件付承認制度」について少し説明します。

この制度の対象となるのは、次の４条件が満たされた場合です。

①　適応疾患が重篤であること

② 医療上の有用性が高いこと
③ 検証的臨床試験の実施が困難であるか、実施可能であっても患者数が少ないこと等により実施に相当の期間を要すると判断されること
④ 検証的臨床試験以外の臨床試験等の成績により、一定の有効性、安全性が示されると判断されること

では、新型コロナウイルス感染症ワクチンの場合はどうでしょうか？

①の申請の適応となる疾患、すなわち、新型コロナウイルス感染症が重篤と言えるかですが、罹患した人の2割近くが重症化するとなると、そう言えないことはないかもしれません。

②の医療上の有用性が高いというのは、２０２０年10月末の時点で世界で約４３００万人が感染し、１１０万人以上が亡くなる状況を見ると、これは当てはまるでしょう。

③の検証的臨床試験とは、主に第三相試験のことです。第三相試験は無作為比較試験です。参加する人を実験群あるいはプラセボ群（有効成分を含まない薬を投与される群）にランダムに割り付け（無作為割付）、その上で、被験者、医師のどちらにもどの処置が割り付けられているかがわからないようにする二重盲検という方法をとることがあります。

第一相、第二相試験で得られた安全性データ、有効性データを最終的に検証する試験です。通常、合計数千人以上の人数を被験者としますが、新型コロナウイルス感染症の場合、感染者が出るのは多くても人口1000人当たりで20人程度なので、1万人以上の人を被験者としないとワクチンの有効性、安全性の判定ができない可能性が高いと思われます。すると、上記の③は当てはまる可能性が大です。

④の検証的臨床試験以外の臨床試験とは、第三相試験より検証性の薄い臨床試験のことで、観察研究といわれるもののことです。接種群、非接種群を特にランダム化せずに作り、ワクチン接種の経過やその予後を観察するという方法です。実験群の分け方にバイアスがかかることがあり、結果の妥当性には慎重な判断が必要です。

先の条件④では「検証的臨床試験以外の臨床試験等の成績により、一定の有効性、安全性が示されると判断されること」と書かれていて、一定の有効性、安全性とは何かが明記されていないので、これは非常に曖昧な条件です。

このようなことから、新型コロナウイルス感染症のワクチンについては、上記の4条件が満たされていると判断される可能性があります。その場合には、日本での第三相試験を行わずに、海外での第三相試験の結果を基に、認可の判定に進む可能性があります。

しかし、日本の場合、これまでに海外の第三相試験の結果だけを基に新薬の認可をして、痛い目にあった経験があります。抗リウマチ薬のアラバは2003年、日本では海外の第三相試験のデータを基にスピード認可されたのですが、その後、日本では投与された患者に間質性肺炎が多発し（約5000名の患者中、25名が間質性肺炎で死亡）、このために一般使用が一時中止されたという例があるのです。[※9]一方、海外の第三相試験では間質性肺炎はほとんど見られていませんでした。

その後、日本では第四相試験（市販後臨床試験）が行われ、投与量を下げれば安全ということがわかりました。このようなことが、民族差なのか、それともより単純なからだの大きさの違いなのか、どのような原因によって起こったのかははっきりしていませんが、いずれの場合であれ、海外の第三相試験の結果をそのまま信じるのは気を付けたほうが良いことがわかります。

私はこのようなことから、新型コロナウイルス感染症ワクチンの認可の際には、慌てずに、しっかりと第三相試験の結果を見極めたうえで判定がなされることが必要と考えています。

## 7-8 ゲームチェンジャーの可能性、人工抗体とは

以上述べたごとく、安全で予防効果が高いワクチンが実用化されるまでには少し時間がかかりそうです。しかし、この間、抗体を利用した有効性の高い新型コロナウイルス感染症の治療法が開発されつつあります。一つは快復者からの血漿移入療法、もう一つは快復者から得たB細胞から抗体遺伝子をクローニングして、新型コロナウイルスを中和できる人工抗体を作製して投与する方法です。

①　血漿移入療法

この方法は、新型コロナウイルス感染症から快復した人にはウイルスを中和できる抗体が存在するはずという仮定の上に、快復者の血液から血漿（＝血液から血球を除いた液体成分）を分離し、それを感染者に移入するというものです。先に述べたように、快復者の血中には善玉抗体だけが存在すればいいのですが、悪玉抗体や役なし抗体が存在する可能性があります。実際、多くの症例で重症者ほど多量の抗体を作ることが報告されています。[※10] これは感染者で作られている抗体が、すべて善玉である中和抗体ではなく、悪玉抗体や役なし抗体までが作られている可能性を示しています。つまり、快復者なら誰でもドナーになれるわけではなくて、もっぱら中和抗体だけを作っている人を探して、そのような人をドナーとする必要があるはずです。

おそらく、このようなことが原因だと思われますが、初期では血漿移入療法が非常に有効という報告が多かったのですが[11][12]、その後、あまりはかばかしくないという報告も散見されます[13][14]。このことから、アメリカFDA（食品医薬品局）は、血漿移入療法の有効性を科学的に確認するためには無作為割付試験をすることが必要であり、この治療法の安易な実施には慎重な判断が必要と警告を発したのです。

ところが、このわずか4日後、トランプ大統領がFDAに強引に働きかけ、この治療法が重症者向けに使えるようにとFDAが緊急使用許可を出しました。しかし、この治療法は、先にも述べたように、血漿ドナーが中和抗体のみを作っていないと有効にはならないはずで、そこが保証されないとリスクがあることが予想されます。また、血漿移入によって未知の病原体が快復者から感染者へと移入される可能性もあります。この点、最近の東京大学医科学研究所の佐藤佳氏のグループの報告によると、健常人の組織であっても少なくとも39種類のウイルスが常在的に感染していて、なかには病原性を持つEBウイルス、単純ヘルペスウイルスI型（HSV―1）やC型肝炎ウイルス（HCV）が存在していた例もあったとのことです[15]。したがって、血漿移入によって思わぬ病原体が移入される可能性も十分に考えられることから、この治療法の是非については、しっかりとした科学的エビデンスに則って慎重に考えるべきであると思われます。

### ②新型コロナウイルスを中和できる強力な人工抗体

現在、非常に注目されている治療法は、新型コロナウイルスを中和できる、高性能で均一な抗体を試験管内で人工的に作り、これを工業的なレベルで大量生産して、抗体製剤として重症者に投与しようとするものです。具体的な作り方を図７－５に示します。

まず、快復者の中から中和抗体を多量に作っている人を探します。そして、この人の血液からB細胞を集め、さらに新型コロナウイルス反応性のB細胞だけを精製します。これらの細胞は中和抗体を作っているはずなので、そこから抗体遺伝子をクローニングします。それを永久に増える能力を持っている細胞へ導入し、導入遺伝子の産物である中和抗体を持続的に作らせます。１回の試みで多数の人工抗体が取れてきますが、その中から、ウイルスを中和する能力を持つものだけを選び出します。具体的には、培養細胞を用いた中和試験、感染動物を用いたウイルス中和試験の両方を用います。これらの試験においてウイルスを中和する能力の高い抗体を選び出し、それを抗体製剤として大量生産して、重症者に投与するのです。

アメリカや中国では、このような抗体がいくつもの研究グループによって実際に作られ、感染実験動物モデルでは体内のウイルス量を大きく減らすことが報告されています。[※16※17] このことから、

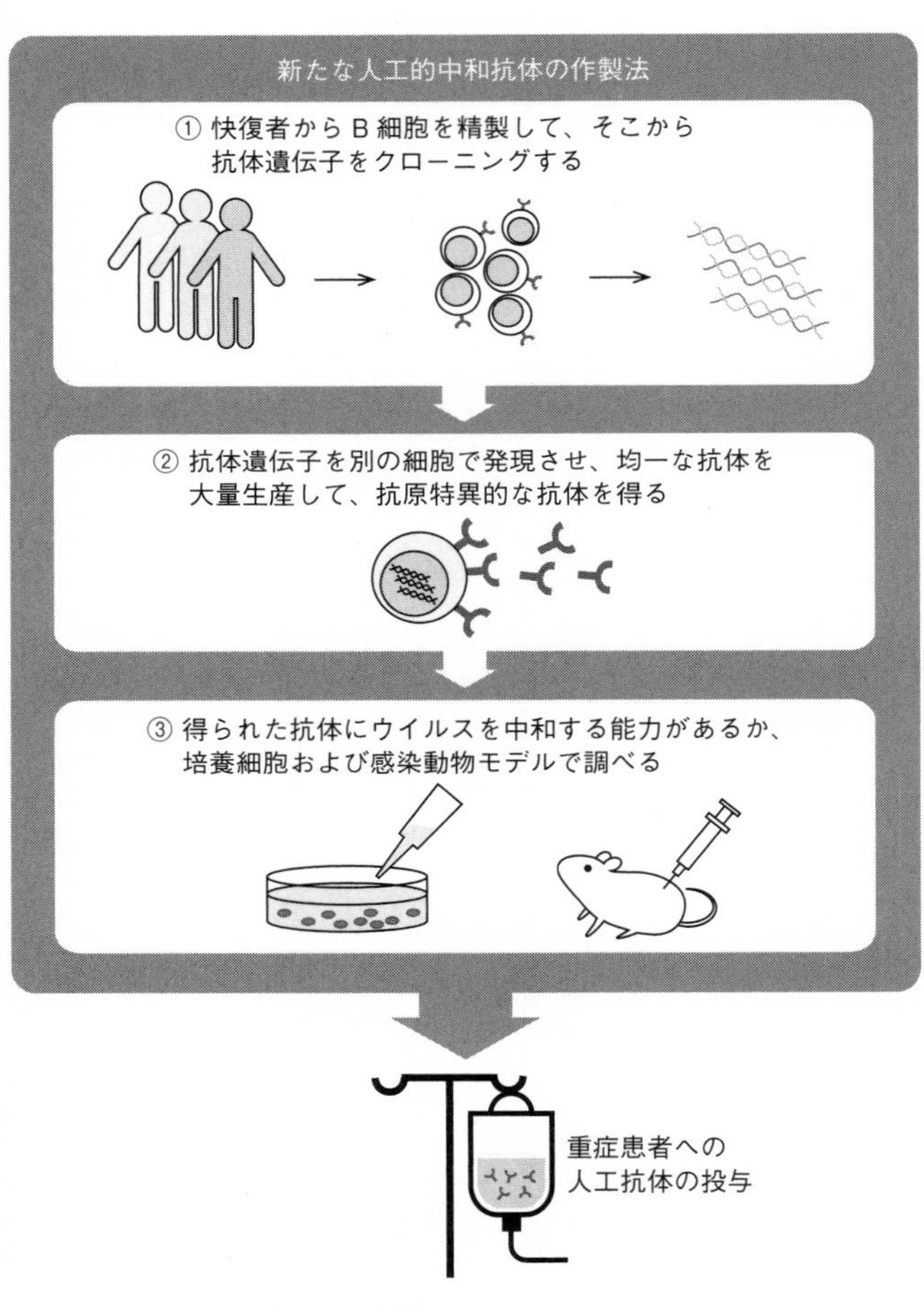


図7-5　人工的中和抗体の作製法

アメリカの多くの製薬会社やベンチャーが、この人工抗体作製に乗り出し、既にいくつもの会社が臨床試験を開始しています。なかでもアメリカ製薬会社の大手であるイーライリリー社は既に、第三相臨床試験を終了して、ＦＤＡによる緊急使用許可がおりました。今後はワクチンだけでなく、人工抗体が臨床的に使えるようになります。

もう一つ、人工抗体のメリットは、たとえウイルスが変異をしたとしても、変異をしていない部分に反応する抗体を作り、それを複数、混ぜて使えば、変異株でも不活化できるというメリットがあることです。つまり、変異株が出たとしても、人工抗体を複数種類、カクテルとして混ぜて使うことにより、不活化できる可能性が大です。実際、２０２０年10月にはアメリカのトランプ大統領の感染治療にも人工抗体のカクテルが使われました。

このような人工抗体は大量生産システムがうまく稼働すると、抗体製剤として広く使用が可能になります。抗体を医薬品として用いる抗体製剤は、既にリウマチやがんの治療のために広く使われており、抗体を大量に生産するという技術は既に開発されており、新しいものではありません。したがって、近い将来に人工抗体を新型コロナウイルス感染症の治療に使える可能性が大いにあります。ただし、まだ非常に高価です。

もし重症化を有効に抑制する薬剤ができた場合には、新型コロナウイルス感染症の病気としての恐ろしさは激減します。というのは、この病気の恐ろしさは重症化にあるからです。このようなことから、重症化を止める薬剤はゲームチェンジャーになる可能性があります。

以上、この章では、現在開発中のワクチンに関する問題点をまとめてみました。現在は、新型コロナウイルスの表面にあるスパイクタンパク質に対する中和抗体を作ることを目的に、もっぱらスパイクタンパク質がワクチン用抗原として使われていますが、T細胞をうまく活性化するためには、スパイクタンパク質以外の別の抗原も使うことを考えたほうがいいのかもしれません。

また、このウイルスに対する免疫は抗体だけではありません。抗体がほぼできないまま感染から快復した人の例が報告されています。ウイルス排除には、抗体を作るB細胞だけではなく、T細胞も重要な役割を果たすと考えられています。そのようなことから、今後はT細胞も同時に効率的に活性化できるワクチンを考えていく必要があると思われます。

このように安全で予防効果の高いワクチンができてくるまでには、まだしばらく時間が必要かもしれません。しかし、この章の最後で紹介した人工抗体は、既に第三相試験が行われていることから、近い将来、実用化されるのではないかと思われます。ウイルスを不活化する作用が非常に強いことから、重症化抑制のために有効な手段となる可能性があります。また、短期間であれば体内で活性を持ったまま持続することから、予防目的で使用できる可能性もあります。このようなことから、私は人工抗体が新型コロナウイルス感染症の治療におけるゲームチェンジャーになりうるのではないかと期待をしています。

※1　Vennema H et al, *J Virol*, 64(3):1407, 1990.
※2　Hohdatsu T et al, *Arch Virol*, 120(3):207,1991.
※3　Jaume M ç, *J Virol*, 85(20):10582, 2011.
※4　Wang SF et al, *BBRC*, 451(2):208, 2014.
※5　Yip MS et al, *Virol J*, 11:82, 2014.
※6　Sekine T et al, *Cell*, online, doi: 10.1016/j.cell.2020.08.17
※7　Kim HW et al, *Am J Epidemiol*, 89(4):422, 1969.
※8　Openshaw PJM et al, *Vaccine*, 20:s27, 2001.
※9　http://www.yakugai.gr.jp/inve/fileview.php?id=66
※10　Okba NMA et al, *Emerg Infect Dis*, 26(7), 2020, https://wwwnc.cdc.gov/eid/article/

26/7/20-0841_article
※11 Shen C et al, *JAMA*, 323(16):1582, 2020.
※12 Duan K et al, *PNAS*, 117(17):9490, 2020.
※13 Gharbharan A et al, *medRxiv*, https://doi.org/10.1101/2020.07.01.20139857
※14 Li L et al, *JAMA*, 324(5):460, 2020.
※15 Kumata R et al, *BMC Biol*, 18(1):55, 2020.
※16 Cao Y et al, *Cell*, 182(1):73, 2020.
※17 Rogers TF et al, *Science*, 369(6506):956, 2020.

# エピローグ

この本は、前著ブルーバックス『免疫力を強くする』と同様に、免疫学者の宮坂昌之が文章を書き、宮坂の長女の定岡恵がほとんどのイラストを担当しました。そして恵の夫で微生物学者の定岡知彦が、科学的な立場から、文章を子細にチェックしてくれました。宮坂の妻の悦子は一般人として原稿を読み、アドバイスしてくれました。チームワークの産物です。

著者の私が心掛けたことは、免疫学者の立場から、新型コロナウイルス感染症に関する事柄をなるべく平易に解説することでした。ところが、このウイルスはわれわれのからだに働いて非常に複雑な反応を起こし、しかもその一部はまだ十分に解明されていないこともあり、うまくかみ砕いて説明することが難しいところが多々ありました。断定的には書けないところも多く、苦労しました。そこで、わかっていないことについては、その旨明記して、何が事実で、何が推測かをはっきりと示すようにしました。しかし、もし解説にわかりにくいところがあれば、それはひとえに著者の力不足によるものです。

新型コロナウイルス感染の流行が始まって以来、大きな違和感があったのは、テレビ、新聞などの報道の仕方でした。「日本人の6割が感染する」とか、「多くの人が重症化して亡くなるはずだ」、あるいは「少しでもウイルスを吸い込むと感染する」というような、煽るような伝え方が毎日、毎日、延々と続けられたのは、気が重くなることでした。一方で、新型コロナはインフルエンザと大して違わないとか、ワクチンがすぐに実用化されるであろうとか、すぐに集団免疫ができるであろう、というような、きわめて雑な伝え方も大いに気になっていました。

どうしてこのようなことが起きるのかと、ずっと考えていたのですが、マスコミからの取材依頼が増え、直接に新聞記者やテレビ局のディレクターの方々とお話をするうちに、その理由がわかってきました。それは、日本のマスコミ界には自然科学に関するリテラシーがほとんど醸成されていなかったということです。

マスコミ関係の方々が、しかるべき基礎知識を持たずに、他人からの不確かな知識提供（＝単なる耳学問）に頼って動いているという事実があるのです。曖昧な知識で行動するのですから、当然、書く記事の内容も、作るテレビ番組の内容も、皮相なものにしかなりえず、科学的根拠の薄い、きわどい題材を扱って、購読部数や視聴率を上げるということが日常的な手段となり、それがいつの間にか、報道の常道となってしまっていたのです。このために、一般の人々は、当然のごとく、マスコミの報道の仕方に大きな影響を受け、多くの人たちは新型コロナウイルスを過度に怖がることとなり、一方で、少数の人たちは新型コロナウイルスなんて大したことはない、経済優先だ、となってしまった可能性があります。残念ながら、どちらも正しくないのですが……。

また、これは文系の方に多いように見えましたが、感染症やウイルスに対する基本的知識を十分にお持ちにならないまま、「コロナは大した病気ではない、自粛不要」というような、いわば現実否認をされる方々や、逆に、「経済を回すためには国民全員がＰＣＲ検査をする必要がある」というような極論に走る方々もおられました。「マスクさえしていれば三密回避は不要」などという珍妙な意見もありました。私としては、どうも、この新型コロナウイルスの特性が十分に理解されていないのではないかと懸念しております。

新型コロナウイルスの感染勃発が始まってから、もうじき1年です。そのなかで、このウイルスには未知の部分もかなりありますが、一方で、多くのことが明らかになってきました。決定的なワクチンや治療薬はまだないものの、人工抗体のようなきわめて有望なものが出現してきています。医療従事者側もこれまでの経験を基に、新たな対処法や治療法を開発・確立しつつあります。一般の人々にも、マスクをする、三密を避ける、対人距離を取る、送風・換気を行うなどの方策が有効であることがわかってきました。このような事実を正しく理解すれば、新型コロナウイルスに対してはむやみに怖がることはありません。われわれは自信を持つべきです。私は楽観視とまではいきませんが、必ず近い将来、新型コロナウイルス感染症には対処できるようになると考えています。そのためには、この本の最初にも書きましたが、「敵を正しく知る」ことです。それが敵に勝つために必要なことです。本書が「敵を正しく知る」ための一助となれば、望外の喜びです。

最後になりますが、この本の企画・編集を担当していただいた髙月順一さんを始め、講談社学芸部ブルーバックス編集チームの方々にはいろいろとお世話になりました。この場を借りて、厚く御礼申し上げます。

２０２０年10月

宮坂昌之

**【ま行】**



**【や・ら・わ行】**

## 【た行】



## 【な行】



## 【は行】

## 【さ行】

## 【か行】

**【あ行】**

# 索引

N.D.C.491.8　262p　18cm

ブルーバックス　B-2156

新型コロナ　7つの謎
最新免疫学からわかった病原体の正体

2020年11月20日　第1刷発行
2021年12月7日　第7刷発行

著者　宮坂昌之
発行者　鈴木章一
発行所　株式会社講談社
〒112-8001　東京都文京区音羽2-12-21
電話　出版　03-5395-3524
販売　03-5395-4415
業務　03-5395-3615
印刷所　（本文印刷）株式会社新藤慶昌堂
（カバー表紙印刷）信毎書籍印刷株式会社
製本所　株式会社国宝社

定価はカバーに表示してあります。

©宮坂昌之　2020, Printed in Japan
落丁本・乱丁本は購入書店名を明記のうえ、小社業務宛にお送りください。送料小社負担にてお取り替えします。なお、この本の内容についてのお問い合わせは、ブルーバックス宛にお願いいたします。

本書のコピー、スキャン、デジタル化等の無断複製は著作権法上での例外を除き、禁じられています。本書を代行業者等の第三者に依頼してスキャンやデジタル化することは、たとえ個人や家庭内の利用でも著作権法違反です。

Ⓡ〈日本複製権センター委託出版物〉複写を希望される場合は、日本複製権センター（電話03-6809-1281）にご連絡ください。


ISBN978－4－06－521863－1

## 発刊のことば

# 科学をあなたのポケットに

二十世紀最大の特色は、それが科学時代であるということです。科学は日に日に進歩を続け、止まるところを知りません。ひと昔前の夢物語もどんどん現実化しており、今やわれわれの生活のすべてが、科学によってゆり動かされているといっても過言ではないでしょう。

そのような背景を考えれば、学者や学生はもちろん、産業人も、セールスマンも、ジャーナリストも、家庭の主婦も、みんなが科学を知らなければ、時代の流れに逆らうことになるでしょう。

ブルーバックス発刊の意義と必然性はそこにあります。このシリーズは、読む人に科学的に物を考える習慣と、科学的に物を見る目を養っていただくことを最大の目標にしています。そのためには、単に原理や法則の解説に終始するのではなくて、政治や経済など、社会科学や人文科学にも関連させて、広い視野から問題を追究していきます。科学はむずかしいという先入観を改める表現と構成、それも類書にないブルーバックスの特色であると信じます。

一九六三年九月

野間省一